美容皮膚科医が試してわかった！

美肌・新常識33

皮膚科専門医
土屋佳奈
Kana Tsuchiya

小学館

はじめに

本書を手に取ってくださったみなさん、はじめまして。

東京都・浅草にある「つちやファミリークリニック浅草院」院長の土屋佳奈と申します。私は皮膚科専門医として、一般皮膚科・小児皮膚科・美容皮膚科の診療を行っています。

『美容皮膚科医が試してわかった！　美肌・新常識33』と題した本書は、私が日々診療を行う中で、医師として定義する美肌の「常識」と、世間一般の人が思い込んでいる「常識」との間には「大きなズレがある」と感じたことから生まれました。本書ではこのズレを埋め、正しい知識を知っていただく33の「新常識」をご提案しています。

SNSなどのインターネットを通じて、誰でも簡単に情報を入手できるようになった現代。その一方で、自分にとって本当に有益な知識や情報を選別することが難しくなっていると実感します。間違った情報を信じた結果、肌トラブルを起こしたり、「インスタで良かったという人を見たので、自分もやりたい」と安易に施術を受けようとしたり……。当院に来られる患者さんの中にも、嘘かまことかわからない情報を鵜呑みにしている方が少なくありません。

当院には患者さんの肌の状態を詳細に分析する医療用の肌診断機があります。実際に患者さんの肌を診断してみると、「シミとりをしたい」というその前に肌質の改善が必要な人、年齢に合った必要成分がまったく足りていない人など、自己流のケアで肌の状態をこじらせている方を多くお見受けします。

学校では正しい肌のケアを教えてはくれませんので、多くの人が正しい知識を持っていないのも当然です。でも今日からは、これまでなんとなく思い込んでいた肌の常識について、ぜひ本書を通じてアップデートしてください。自分の肌の状態や肌質を理解し、自分に合った正しいケアや施術を行うこと。それこそがこれからの「美肌・新常識」です。

　そう申し上げたのも、じつは私自身、皮膚科医を目指す以前はスキンケアにまったく無頓着で、肌のトラブルに苦しんだ時期があったからです。中・高校生時代はテニス部に所属していて、サンオイルを塗って小麦色の肌を目指し、積極的に日焼けをしていました。大学ではゴルフ部に入り、特別な日焼け対策もせずにプレーをし、美白からは程遠い状態でした。

　高校時代は顔中にニキビができて、とても悩んでいました。ドラッグストアでニキビの薬を買ってみたり、雑誌で見た情報をとりあえず試したり。けれども自己流ではまったく良くなりませんでした。ところが、見かねた母親のすすめで皮膚科を受診し治療したところ、短期間で劇的に良くなったのです。治療でニキビがきれいに治った体験が、皮膚に関心を抱いた第一歩でした。そしてのちに皮膚科医を目指すキッカケにもなったのです。

私が一般皮膚科と美容皮膚科を併設した現在のクリニックを開業したのは2020年のことでした。それまでは一般皮膚科の医師として診察をしていましたが、次第に保険診療では対応しきれない美容の悩みの相談を多く受けるようになったのです。たとえば「ニキビは治ったけれど、ニキビ痕も消したい」など。でも一度起こったトラブルを「なかったことにする」まできれいにしていくのは自費診療の美容皮膚科の領域で、一般皮膚科では治療ができません。患者さんのご要望にお応えするため、一般皮膚科と美容皮膚科を併設したクリニックを開業した時に、ひとつ心に決めたことがあります。

患者さんにおすすめする前に、まずは試してみること。
患者さんにおすすめするのは、自分が良いと思ったものだけ。

スキンケアアイテムから施術用マシンまで、まずは試してみようと決めたのです。もっとも自分の肌だけでは足りないので、当院のスタッフも巻き込んではいますが。スタッフからは「先生、もう顔が足りません～」と毎日のように言われています（笑）。本書でもさまざまなスキンケアアイテムや美容医療マシンをご紹介していますが、もちろん実際に試して良かったものだけをご紹介しています。

実際に自分が試すようになって、使う成分によって「肌が変わる！」とはじめて実感したのは、開業当時に使ったビタミンA配合の「レチノール化粧品」と呼ばれるスキンケアアイテムでした。具体的な製品や効果については本文でもくわしくお伝えしていますが、肌のきれいな皮膚科の先生にすすめられたのがキッカケで使い始めたところ、ターンオーバー（肌の新陳代謝）が促進され、それまで悩まされていた大小のニキビができにくくなり、肌がみるみる改善されていったのです。以前は「とりあえず保湿をしていればいい」と思っていたのですが、それからは毎日使うアイテムもブランドや価格ではなく、成分にこだわるようになりました。

正しい知識がなく、思い込み、自己流であれこれ手探りのケアを続けるのは本当に遠回り。時間とお金のロスにもつながります。肌質は100人いれば100通り。同じ人でも、日によって、季節によって、年齢によって肌は刻々と変わるのです。誰かにとって良かったことも、その時の流行も、自分の肌に合うとは限らないのです。

私がニキビで悩んでいた頃もそうでしたが、顔にトラブルがあると人と顔を合わせるのも辛《つら》く、コンプレックスになってしまいがち。でも本書で挙げた新常識をご自身の可能な範囲で、楽しみながら試していただくことによって、こじらせてしまっているトラブルは減り、肌悩みを解決する近道となるはずです。

すべての方が当たり前のように美肌を手に入れる日が訪れることを願って。

皮膚科専門医　土屋佳奈

Contents

第2章 美肌に必要な年代別の新常識 — 69

※本書で紹介している商品はすべて2024年2月現在のものです。
商品の名称、価格、発売の有無など、その後変更されている場合がございますので、詳細はメーカー、販売店などで直接ご確認ください。
※本書の下段で紹介している商品には、一般の薬局などで購入できるものと、医療機関でしか購入できない医療専売品があります。赤い文字で掲載している商品は医療専売品か医療機関向けの製品です。自費診療の施術も赤い文字にしています。
※施術の内容・料金は2024年2月現在の「つちやファミリークリニック浅草院」のものです。
※商品の価格はすべて税込みです。

第1章 毎日のスキンケア新常識

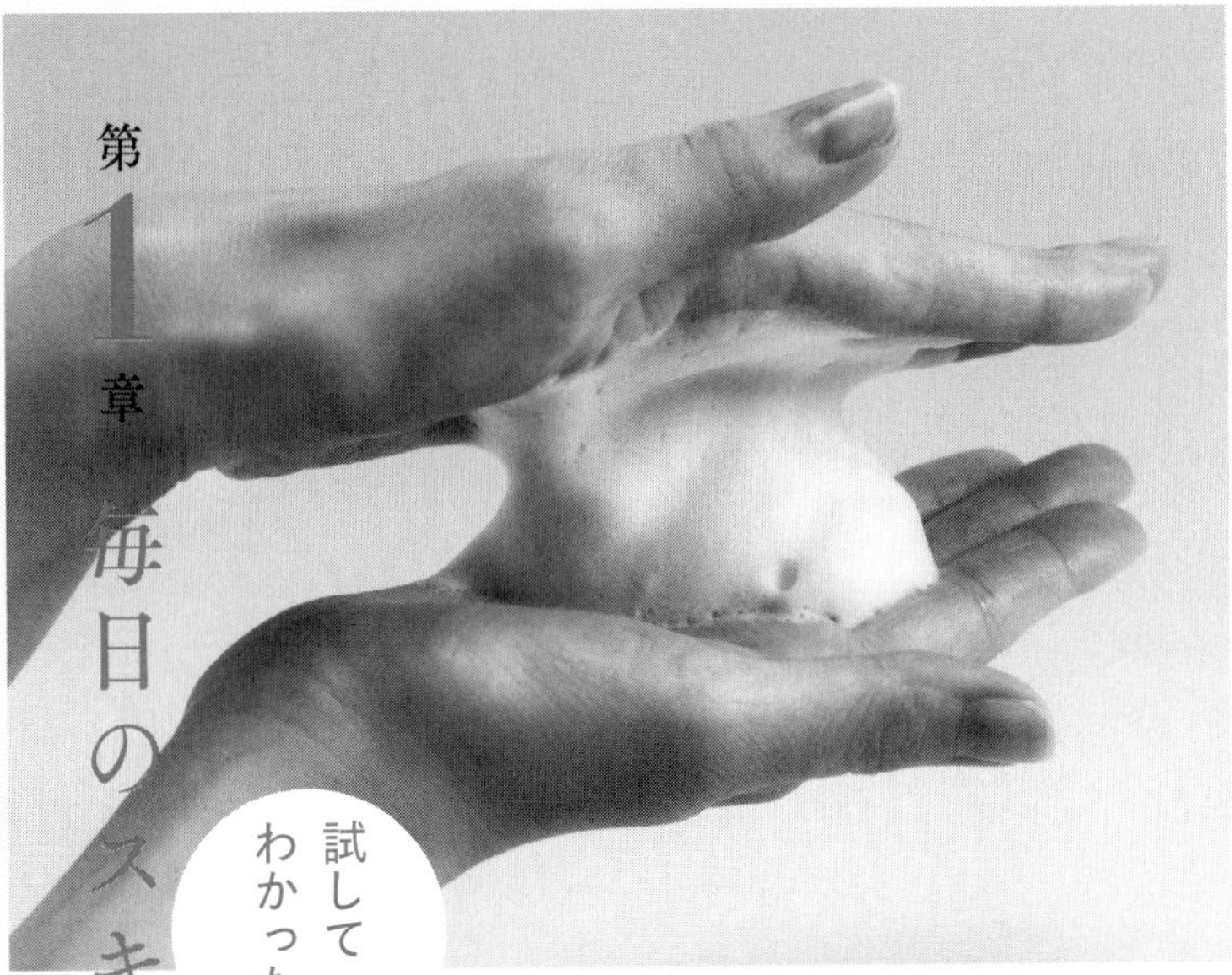

試してわかった！

最小のケアで最大の効果をもたらす「ミニマムケア」のススメ

じつは私はかなりの「面倒くさがり屋」です（笑）。自称・皮膚オタクなので、皮膚のことを調べることは大好きなのですが、毎日たくさんのスキンケア用品を使って、念入りにケアをすることは「面倒くさい」と思ってしまうのです。

日々のスキンケアのみならず、流行に沿ったメイクにヘアスタイル、洋服のコーディネート等々、「きれい」を保つためにすることが本当にたくさんありますよね！　子育てや介護などの家族のケア、キャリアアップによる仕事量の増大など、毎日が多忙で、どうしても「自分のことは後回し」となってしまう方の気持ちは本当によくわかるし、共感します。

そんな面倒くさがり屋の私がたどり着いたのが、できるだけ簡単で使うものを減らす「ミニマムケア」という方法でした。最小のスキンケアで、肌に最大の美肌効果をもたらすのが「ミニマムケア」です。私は患者さんにもいつもこの方法をお伝えし、おすすめしています。

美容にかける時間やお金はなるべくカットしたい。でも何歳になっても美肌はキープしたい。そんな多忙な方の願いを叶えるために必要なのが、まずは肌について正しい知識を知ることです。そして肌について正しい知識を持てば、じつは日々のスキンケアはなるべくシンプルで簡単なほうがいい、ということがご理解いただけるはずです。

本章では、多くの人が勘違いをして自己流で行っている基本のスキンケアについての新常識をお伝えします。「えっ、そうだったの?」と、これまでの既成概念がガラガラ崩れてしまうかもしれませんが、これからはもっとラクをしながら、美肌を手に入れていきましょう。

美肌・新常識

1

美肌への近道は スキンケア用品を 美容皮膚科で選ぶこと

朝晩、毎日使うスキンケア用品。みなさんは普段、どこで購入していますか？ デパート等の化粧品売り場やドラッグストア、あるいはネットショップで購入している人もいらっしゃるでしょう。

でもそのスキンケア用品は、あなたの肌に本当に合っているのでしょうか。

肌荒れ、乾燥、シミ、しわ、たるみなど……。誰にでも起きる肌トラブルであっても、その原因は人それぞれ違います。そしてそのトラブルは、毎日のスキンケア用品やその使い方が引き金になっていることがよくあります。

そうは言っても、そのスキンケア用品がいまの自分の肌の状態に合うかどうかが具体的にわかる購入先なんてあるの？　と疑問に思いますよね。ところがじつは、あるんです！　一般的にはあまり知られていないのですが……それが、美容皮膚科です！　ではなぜ美容皮膚科でスキンケア用品を選ぶのがいいのでしょうか。

美容皮膚科では、医師が行う詳細な肌診断に基づいて、患者さんの肌質や状態に合ったスキンケア用品を選ぶことができます。そのためお悩みやトラブルも改善が早く、自己流で合うものを見つけるよりも時間やコストはかなり抑えることができます（肌診断ではどんなことがわかるのか、104ページ以降でくわしくご紹介しています）。

「自分に合ったスキンケア用品を教えてほしい、なんていう理由で、美容皮膚科を受診していいの？」という声が聞こえてきそうですね。答えはもちろん、

ＹＥＳです。先述の肌診断の結果をもとにカウンセリングを行い、その方に必要な成分が入ったスキンケア用品をご紹介します。

じつはスキンケア用品には、市販のものと、病院やクリニックなどの医療機関だけで購入可能な「**医療専売品**」の2種類があります。医療機関のみで取り扱っている医療専売品は、市販のものより有効成分や濃度が高く、各種肌トラブルやエイジングケアなど、目的別に短期間で効果を出すことができます。ただ成分濃度が高いものは、使用方法を間違えると逆にトラブルになってしまうおそれもあるため、病院やクリニックでカウンセリングを受けた患者さんにしか販売してはいけない決まりになっています。

逆に言えば、一般的なお店で購入できるスキンケア用品は大多数の人に合わせるために、無難でマイルドな成分のものがほとんど。実際に自分の肌に合っているかどうかはわからないし、合っていたとしても「そこそこの効果どまり」である可能性は否めません。

自分にしっかり合ったものを使いたいなと思った方は、ぜひ一度美容皮膚科へ行ってみてください。ちゃんと肌の状態を診断した上でおすすめし、使い方も説明した上でご購入いただけるので安心です。本書でも市販の商品だけではなく、私や当院のスタッフが実際に試した医療専売品のスキンケア用品を掲載しています。あわせて参考にしてください。

当院では肌診断のカウンセリングにかかる費用は初診料が3300円で肌診断は2200円（美容皮膚科での診療メニューはすべて自費になります）。スキンケア用品はご予算に合わせてご提案しますが、一度に全部揃えなくても大丈夫。1〜2点の購入であれば、カウンセリング料含めておよそ2万円前後を目安にしていただけたらいいのではないでしょうか。

「美容皮膚科」とうたっている病院やクリニックでは、肌診断やカウンセリングを行うところも多いですし、スキンケア用品も取り扱っています。お近くの美容皮膚科を調べてみてくださいね。

美肌・新常識

2

日焼け止めはロングUVAもカットするものを選ぶ

日常のスキンケアとして日焼け止めは必ず塗って、紫外線対策をする。美白への意識が高まった昨今、それはもはや、多くの方の常識となりました。でも、**ロングUVAもカットする日焼け止めを選んでいる人はいらっしゃるでしょうか。**ロングUVAとは、最も長い波長の紫外線のことです。

太陽から地表に届く紫外線（UV）には、UVAとUVBの2種類がありま す。日差しを浴びることで日焼けをしたり、シミができたり、肌の表面に悪さをするのはＵＶＢが主な原因ですが、ＵＶＢより威力が弱くても、より皮膚の奥に入り込んでしまうＵＶＡは時間をかけてじわじわと悪さをするので、じつは注意が必要なのです！　**肌のコラーゲンを傷つけて肌の弾力を奪ってしまうので、しわやたるみの原因になる**のです。

しかも**ＵＶＡは家の中にいても入ってきてしまう**という厄介者。なので私は朝の洗顔後のスキンケアでは必ず、**日焼け止め**＊1を塗るまでをワンセットにしています。愛用しているのは、「ラロッシュポゼ　ＵＶイデア　プロテクショントーンアップ」と「プラスリストアＵＶローション」。

毎日使う日焼け止めについて、「ロングＵＶＡもカットするもの」という観点で選んでいる人は、まだまだ少数ではないでしょうか。日焼け止め効果の基準は、ＳＰＦ値（Sun Protection Factorの略で、ＵＶＢに対する防御効果のこと。数字が大きいほど効果が高く最大は50）と、ＰＡ（Protection Grade of UVAの略で、ＵＶＡに対する防御効果のこと。＋表記で、最大は４

UVAカットの日焼け止め＊1
ラロッシュポゼ　UVイデア　プロテクショントーンアップ／ラロッシュポゼ　¥3,960
プラスリストアUVローション／プラスリストア　¥3,080

つのPA＋＋＋＋）の2つ。前者のSPF値の高さを見て日焼け止めを選ぶ人は多いのですが、最近はロングUVAやブルーライトによる肌への悪影響に注目した日焼け止めも徐々に増えてきています。PAに続く「＋」表記が多いほど「UVAカット効果が高いもの」なので、そちらも必ずチェックするようにしてください。

また**ロングUVAを防ぐには「ロングUVA対応」の表記があるもの**を選びましょう。「塗っているのに日焼けした」「シミができた」という人は、塗る量が足りておらず、その効果が十分に発揮されていないことが考えられます。患者さんに「日焼け止めはどのくらいの量をつけていますか？」とお聞きして実際の量を出してもらうと、ほとんどの方は足りていませんでした。左ページに普段私がつけている日焼け止めの量と、肌を触りすぎない塗り方を紹介しますので、参考にしてくださいね。

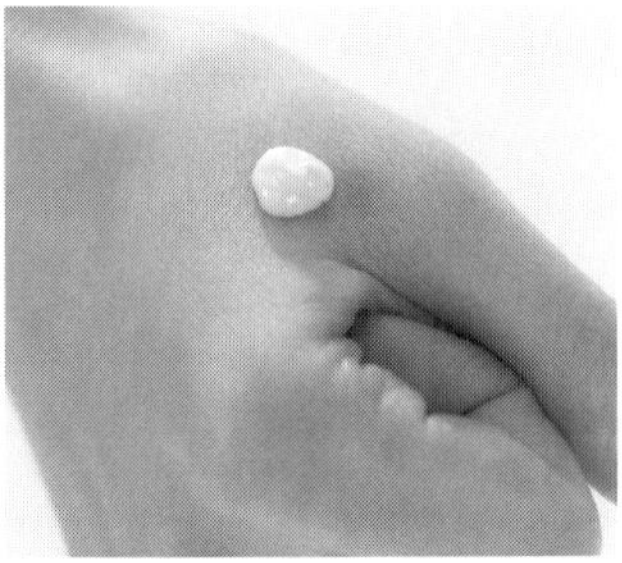

❶日焼け止めは手の甲に出します（残ったものをつければ、手の甲の日焼け止めに）。量は直径1.5センチぐらい。

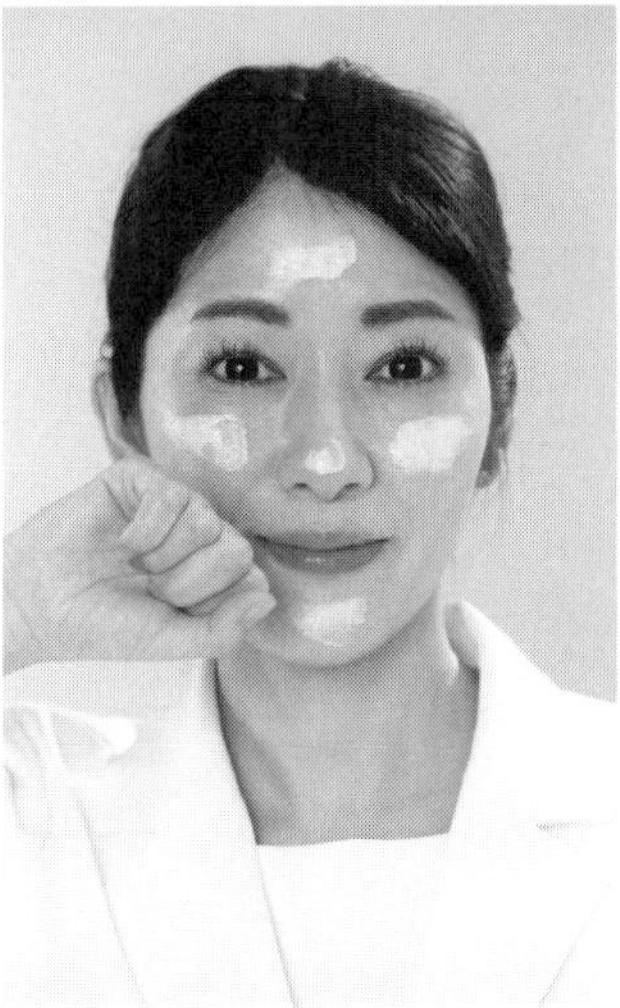

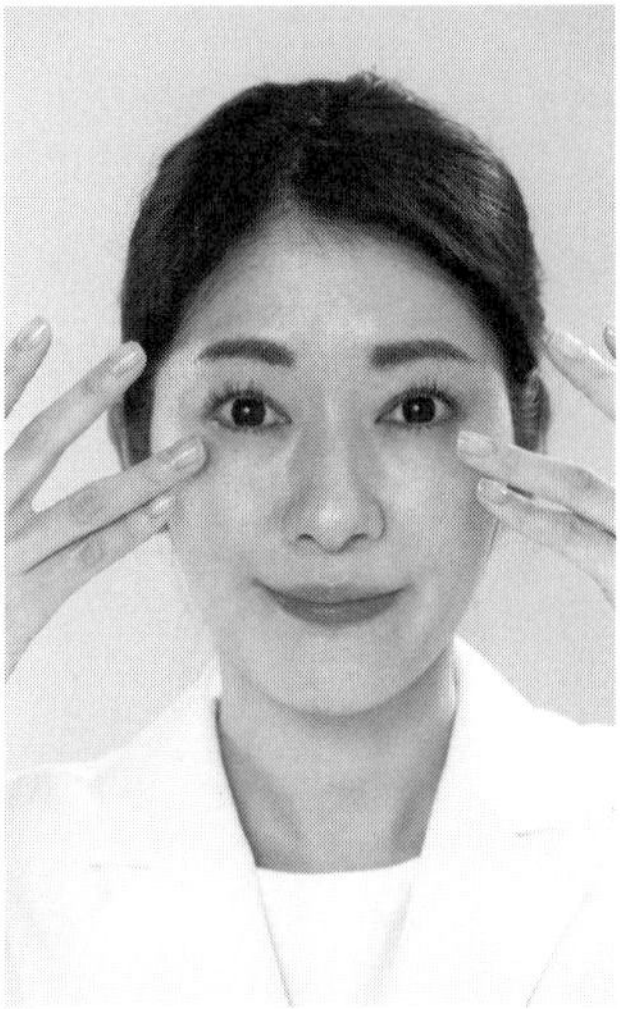

❷そのまま手の甲を使って、日焼け止めを「頬・鼻・おでこ・あご」にざっくりと置きます。

❸なるべく肌に触れないようにしたいので、両手の薬指と小指だけを使い、やさしく全体に伸ばしていきます。

日焼け止め1回の分量は、みなさんがいつも使っている量と比べていかがでしたか？「結構、使うんですね！」と患者さんからも驚きの声がよく上がります。コスパに厳しい方が多いのですが（気持ちはわかります！）、せっかくいいものを使っても、量が足りず効果につながっていなければ本末転倒。私も皮膚科医になる以前は、なんとなく選んだ日焼け止めを、なんとなくの量で肌に塗り拡げていましたが、「必要量」という考え方の大切さを知ってからは、あまりケチらずにつけるようになりました。

ＳＰＦやＰＡという値は、日焼け止めを1㎠あたり2㎎（液体の場合2μl《マイクロリットル》）塗って調べられていますが、調べてみると多くの人が塗っている量は、1㎠あたりせいぜい1・3㎎／㎠くらい。つまり、必要量の2／3程度の量しかつけていない人が多かったのです。先述の通り、それでは本来の効果が得られないのも当然ですよね。

日本皮膚科学会ではＳＰＦ値（ＵＶＢに対する防御）の効果について、翌日に生じる赤みを指標に検証が行われています。たとえば夏の海岸で20分間日光にあたると翌日赤みが出ますが、SPF30の日焼け止めを使用した場合、20×30＝600分（10時間）日光にあたって初めて翌日に赤みが出るということが証明されたのです。

また、量と同様に大切なのが「塗り直し」。朝塗った日焼け止めも、汗をかいたり、顔を触ったりすることでだんだん落ちてしまうので、塗り直しをしないと思わぬ日焼けをしてしまうことになります。

とはいえ、出先で洗顔をして0からスキンケアをして、日焼け止めを塗り直すのは大変ですよね。私の場合は化粧直しも兼ねて、**UVカット効果があるパウダー**[*2]を4〜5時間に1回重ねるようにしています。塗り直しは、そういったものを活用して、面倒さをカバーしましょう。

UVカット効果があるパウダー＊2
ノンUVミネラルパウダー／ビューティフルスキン　￥4,400
ミネラルファンデーションF／ビューティフルスキン　￥4,620

美肌・新常識

3

PCやスマホのブルーライトも老化の原因に！

以前はあまり問題にならなかった新たな日焼けの原因もあります。それはパソコンやスマホなどのディスプレイから発生しているブルーライト！

皮膚の健康研究機構「光《ひかり》老化啓発プロジェクト」では、「太陽光線は、紫外線（UV）、可視光線（人が光として認識できるもの）、赤外線（IR）の3つに分かれ、可視光線の一部であるブルーライトも、光老化に関係している」などと発表しています。光老化とは、太陽光線を浴びることで発生する肌の老化のこと。ＵＶＡの波長に近いブルーライトも光は弱いものの、長時間浴びてしまうことでコラーゲンが破壊され、しわ・たるみの原因になると同時にメラニンの産生を促し、シミ・くすみにもつながります。アウトドアにガンガン出かける習慣はなくとも、**連日屋内でパソコンやスマホのブルーライトを浴びる生活をしていると、長い時間をかけて皮膚の老化が進行してしまう……**。

そう聞くと驚いてしまいますが、必要以上に怖がらなくても大丈夫。最近はブルーライトをカットする日焼け止めがいろいろと出ています。21ページでもご紹介した私が愛用しているプラスリストアの日焼け止めもブルーライトをカットする成分が入っているのでおすすめ。68ページでご紹介するビタミンＡのクリームは、メイクオフした後のブルーライトカットにも効果があります。

「なるべく顔に触れる回数を減らす」ことを目的としたミニマムケアのためにも、現代のライフスタイルに合った効果ある日焼け止めを選び、光による老化を予防していきましょう。

美肌・新常識

4

シートマスクより コットンパックが 効果もコスパも◎

韓国コスメの影響もあり、シートマスクの大流行が続いています。皮膚科医として申し上げれば、個別包装のシートマスクであれば良いとは思うものの、ひとつのパッケージに何枚も入っている大容量のものは、防腐剤が多く入っており、一度開封してしまうと雑菌が入りやすいという点でもあまりおすすめしていません。

とはいえ日常使いとして個包装のシートマスクを朝晩使うのは、金銭的にもなかなか大変ですよね。**そこで私がおすすめしているのが「コットンパック」でのスキンケア**。自分でも実践し、患者さんにもおすすめしています。コットンパックとは、**ちょっと大判のコットン**[*3]1枚にいつも使っている化粧水を浸し、半分の薄さに裂いて使う方法。31ページにくわしいやり方を紹介しているので、参考にしてください。

シートマスクよりコットンパックをおすすめする理由の1つめは、**自分に合っている化粧水をそのまま使える**からです。市販のシートマスクは使われている成分が自分に合っているかどうかがわからない上に、合っているものを探すのも大変なので、コットンパックのほうがラクで安心です。

2つめは、**シートマスクよりも断然、コスパがいい**ということ。私が使っているのは無印良品の大判コットンなのですが、68枚入で199円（税込）で、1枚あたりわずか2・9円！　しかもそれを半分に裂いて使うのでさらにお得です。「顔にのせておくだけなので、肌に触る回数を減らせる」という点では

大判のコットン＊3
生成カットコットン 大判タイプ／無印良品　¥199
DHC大きなコットン100／DHC　¥462

シートマスクも同じですが、私はコストや肌との相性から、ずっとコットンパック派です。

このコットンパックを、私は朝晩の洗顔後、ルーティンとして行っています。化粧水を浸したコットンをパパっと裂いてのせるだけなので、本当に簡単、手間いらず。肌に置くのも3～5分くらいでOKです。

シートマスクも「できるだけ長時間、肌にのせておいたほうがよさそう」という思い込みがある人が多いのですが、むしろ長くのせておくのはNG。いい化粧水をつけていたとしても結局蒸発してしまいますし、長時間肌がふやけている状態はおむつをしている赤ちゃんのおしりと同じで、肌トラブルの原因になってしまうからです。シートマスク派の人も、のせっぱなしのまま何十分もそのままで過ごす、ということは避けるようにしてください。

朝晩行う「コットンパック」のやり方

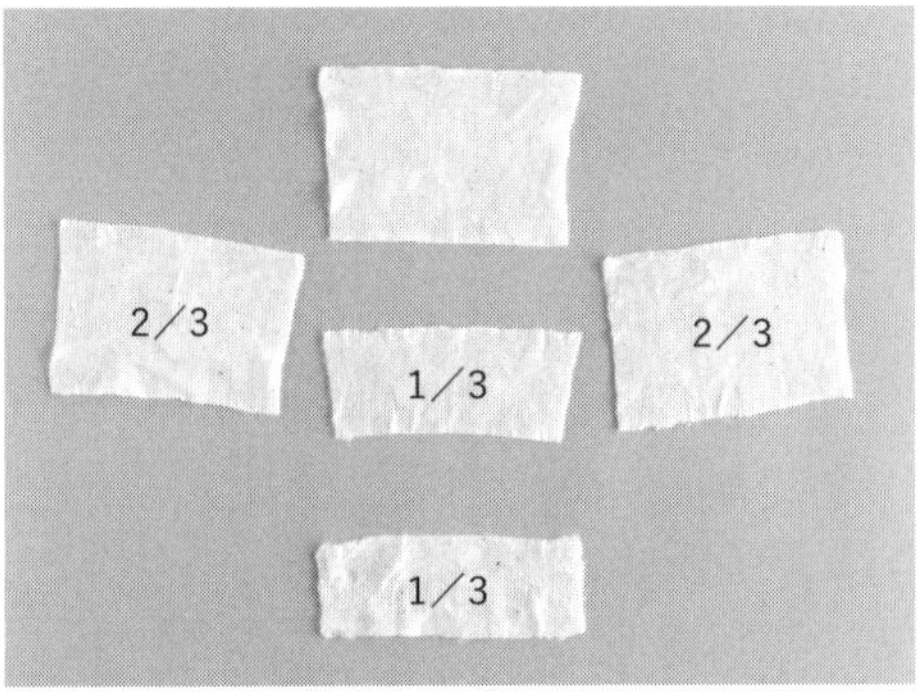

大判のコットン2枚に化粧水をたっぷり浸し、1枚ずつ半分の薄さに裂き4枚に。そのうち3枚を使用。1枚はそのままの大きさで、残り2枚は1／3で切り、その2／3を頬に、1／3を鼻とあご用に使っています。

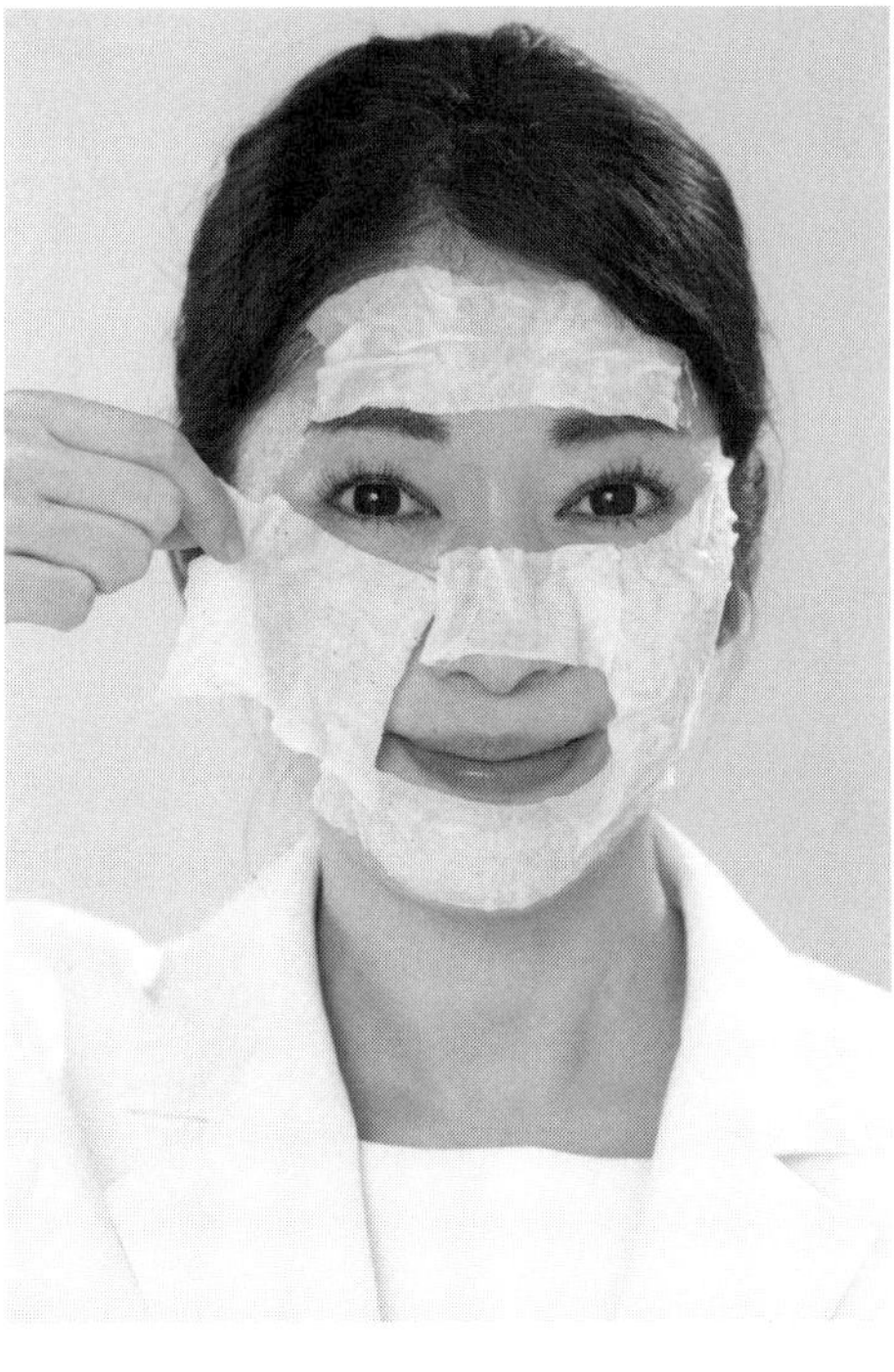

写真のように、両頬、おでこ、鼻、あごにそれぞれコットンをのせ、5分ほど置いたらはがします。

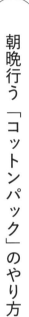

美肌・新常識

5

7割が乾燥肌！「したつもり保湿」になっていませんか

皮膚科専門医としてこれまで多くの患者さんの肌診断を行ってきましたが、判明したのは約7割の人の肌が「乾燥している」という事実でした。そして乾燥している人のほとんどが「正しい保湿成分が入ったスキンケア用品を使っていない」ということもわかったのです。

乾燥知らずの**美肌に欠かせない保湿成分は、セラミドやヒアルロン酸、ヘパリン類似物質**など。みなさんがいまお使いのスキンケア用品の成分表示には、それらのものが入っているでしょうか？　「入っていなかった」という人は要チェック！　洗顔後すぐ肌がピリピリ突っ張って「何かつけなければ！」と感じていたり、化粧ノリが悪かったり、顔色が優れなかったり、小じわが気になる場合は、乾燥が進んでいる証拠です。化粧水や乳液、クリーム、美容液等々、いろいろなスキンケア用品を使っているようでも、「**したつもり保湿**」になってしまっているのかもしれません。思い当たる人は、今からでも正しい保湿成分が入っているスキンケア用品を使うようにしましょう。

私の場合は、角質層に浸透する**セラミド配合の化粧水**[*4]を使っています（31ページで紹介したコットンパックに使っているもの）。セラミド、ヒアルロン酸など正しい保湿成分のものをいろいろと試した結果、「セラミドが好きだな」と感じました。セラミドは水分をサンドイッチするように挟み込み、角層細胞同士の間をしっかりと埋めて肌のバリア状態を健やかに保ってくれる性質があり、「より効率的に保湿ができる！」と感じたからです。サンドイッチするセ

セラミド配合の化粧水*4
コラージュリペアローション　しっとり／持田ヘルスケア株式会社コラージュ　¥2,970
インナーモイストTAローション／GAUDIKSKIN　¥6,820（180ml）

ラミドに対して、水分をつかむようなヒアルロン酸も優秀な保湿成分。セラミドよりも分子が大きく、とろっとしたテクスチャーが多いので、こっくりしたタイプのつけ心地が好きな人に向いています。ものによってはセラミドとヒアルロン酸が両方配合されているなど、テクスチャーもさまざまです。複数種類の保湿成分が入っているスキンケア用品もあるので、自分に合うものを探してみてください。

「乾燥肌だからオイルを塗っています」という人も「したつもり保湿」の落とし穴にハマっている可能性があります。オイル＝保湿剤と思い込んでいる人は多く、ホホバオイルやアルガンオイルなど「肌にいい、自然由来のオイルを使っている」という声もよく聞くのですが、**オイルは肌の表面に膜を張っているだけで、角質に水分を与える役割はありません。**また、つねに顔にオイルを塗っていると、肌は皮脂を出すことをセーブするようになります。結果自分の皮脂があまり出なくなり、余計に乾燥を招いてしまうという悪循環に。「**乾燥肌**

なんです」「敏感肌なんです」とトラブルを抱えている人に限って、美容オイルなどを保湿として使っているケースが多く見受けられます。もちろんオイルそのものが悪いわけではありませんが、オイルは正しい保湿成分とは別物であると知っておいてください。

保湿と油分の関係は、間違った思い込みを持ちやすいですよね。私は乾燥肌とは反対にニキビができることが多かったので、皮膚科医になる以前は保湿よりも「洗う」「油分を取り除く」ことを重視し、「（保湿剤を）足すのは逆に肌によくないのでは？」と思い込んでいました。いま来院する患者さんもまさに同じことをおっしゃいます。

肌に必要な保湿成分が不足していると、余計に皮脂が出てしまいます。セラミドなどの正しい保湿成分をしっかり肌に入れてあげることによって、トラブルを防ぐバリア機能も働いてくれます。乾燥肌の人も、皮脂が多い人も、スキンケアで最も欠かせない基本は、正しく保湿をすることなのです。

美肌・新常識

6

本当は必要がない美容液

スキンケア用品の中に「美容液」が加わるようになったのは、一体いつ頃なんだろうと思うことがあります。洗顔後、まず美容液をつけることによって「化粧水が肌によく入るブースト剤になる」といったうたい文句もよく耳にしますよね。でも、そもそも美容液って何でしょう?

結論から申し上げると、美容液は必ずしも必要ではありません。たしかに、乾燥が進んで洗顔後に顔が突っ張ってしまう人、強いクレンジング剤の使用で皮脂を取りすぎている人にとっては、スキンケアの最初に油分をつけることで化粧水の浸透が良くなるということは、なきにしもあらず。

ただし皮膚科医として、私が推奨している「ミニマムスキンケア」の観点から言えば、美肌・新常識5でお伝えしている正しい保湿剤が入ったものなど、必要な成分の配合されたスキンケア用品を揃えてさえいれば、ブースト剤というものも必要ありませんし、「美容液は、必ず揃えなければならない」ということはなくなっていくでしょう。

もちろん、美容液の存在を否定しているわけではありません。ここで大事なポイントは何かというと、「いまお使いの美溶液がどういうものか、ちゃんと知っていますか？」ということ。まず「美容液」という名称がまるで美容の秘密が凝縮されたような、何ならすべてをカバーしてくれそうな、美肌にとても効きそうなイメージについ引っ張られてしまいますよね。だから美容液＝必須アイテムと思い込んでしまうのですが、内容もわからずに飛びついてしまうのはやめましょう。

当院で販売しているスキンケア用品にも、美容液という名称がついているものはあります。でも、ものによって乳液のような製品もあれば、クリームのような製品もあります。それが乳液なのかクリームなのか、はたまた美容液なのかというカテゴリ分けはあまり重要ではなくて、使用する人にとって必要な成分、テクスチャーであれば良いわけです。皮膚科医としては、「美容液だから」といっておすすめすることはありません。

このちょっと定義が難しい美容液。クリニックに来院した患者さんには、いつも使っているスキンケア用品をすべて書き出していただくのですが、そうすると大体「化粧水、乳液、クリーム、美容液」とフルラインナップで揃えている人がほとんど。中にはそれに加えて、しわ改善クリームやら、目元まわりのオイルやら、とにかくたくさん使っている人も少なくありません。

でも、肌につけるものが増えれば増えるほど肌に触る回数が増えるので、肌を摩擦し、刺激することにつながってしまうのです。言い方を変えれば、**多くのスキンケアアイテムを使っている人ほど、肌トラブルを抱えることにつながる**、とも言えるでしょう。

繰り返しになりますが、スキンケア用品はなるべくミニマムにしていただきたいのです。使うアイテムは必要な成分のものだけに、少数精鋭で選んでください。UVAやUVB、ブルーライトをカットする日焼け止め、セラミドやヒアルロン酸が入った保湿剤など、成分の優秀部隊があれば、毎日のスキンケアはもっとシンプルになります。そうすれば、目的もわからずに持っていた美容液は、もう手放すことができるのではないでしょうか。

美肌・新常識

7

ブランド買いも素敵なパッケージ買いも×。大事なのは成分

美肌・新常識1では、スキンケア用品は美容皮膚科での購入をおすすめしました。でも私自身、かつて皮膚科医になる以前は「雑誌で特集されていた新商品だから」「素敵なタレントさんがCMに出ていたから」といった理由だけでスキンケア用品を買うことがよくありました。

当時を振り返って思うのは、そういう理由で購入したスキンケア用品の多くは、正直「可もなく不可もなく」。とくに悪くはなかったけれど、それなりに

高かったからといって「劇的に良かった！」とか「何らかの肌トラブルが改善した！」ということにもつながらなかったのです。

スキンケア用品や化粧品というのは、本当に思い込みが生まれやすいジャンル。ハイブランドの化粧品を見ればやっぱり「いいな」と思うし、パッケージがおしゃれなデザインのものを見れば、「良さそう！」と思ってしまいますよね。そういうものを買って気持ちを上げることも、楽しみのひとつなので否定はしません。けれど1日でも早く美肌に近づくにはやっぱり、ブランドや素敵なパッケージで選ぶのではなく、これまでも繰り返しお伝えしてきた「成分」重視で選ぶほうが断然、近道なのです。

日常にどんなスキンケア用品が必要で、どんなふうに使うのが正解なのか。専門的な職業に就いている人以外は、正しい知識を教わる機会はほとんどありません。そのためネットの情報や流行、イメージ等で「なんとなく」選び、購入したものを勝手な思い込みで使っている場合がほとんどです。

医学的にお話しすると保湿とは、角質層というわずか0・02ミリの薄さの中でどうやって潤いを保つかという攻防です。肌は基本的に異物が入り込まないようなバリア構造になっているので、「どんどん肌に入っていく！」とうたっている商品はむしろ疑ってみましょう。**0・02ミリの角質層でいかに必要な保湿成分を溜め込めるか、というところがスキンケア用品選びでは一番重要なポイントになるのです。**

「つけてもつけても保湿が足りない、保湿されない」とお悩みの患者さんもしっかりとした保湿成分（セラミドやヒアルロン酸など）をつけることで、そんなに高級なスキンケア用品をいろいろと重ねなくても、乾燥を感じなくなるという変化を何度も目の当たりにしました。具体的に言うと、洗顔後すぐに「何かつけなければ！」と思う感覚がなくなっていく感じ。「保湿って、こういうことだったんですね」と認識を新たにされる患者さんもいらっしゃいました。

成分重視でスキンケア用品を選んでいると、たとえば使っているものがなくなった後もシンプルに、同じものをリピートするだけになります。「自分に必要なものはこれ」とわかっているので、あれこれ試したり、いろいろなものに手を出そうとしたりしなくなるというわけです。「悪くはなかったけど、リピートするほどではないなぁ」と、再び理想のものを求める流浪の旅に出てしまう人は、自分に合った成分の効果をまだ実感できたことがないのです。

正しい成分が配合されたスキンケア用品は、高価なものとは限りません。本書で紹介しているスキンケア用品はドラッグストアで購入できるものもありますし、5000円以下のものもあります。普段、高価なブランドコスメを中心に購入している人は、「金額＝クォリティ」「安かろう悪かろう」と思いがちですが、ことスキンケア用品に関しては決してそうとは限らないことを、ぜひ一度体験していただきたいなと思います。

美肌・新常識

8

肌は敏感。触れれば触れるほどトラブルの原因に

シミやくすみの一番の大きな原因。それは肌を触りすぎていることです。一般的に知られている紫外線だけが原因ではないんですね。

私が「肌に触れる回数を減らそう」という意識に変わったのは、美容皮膚科を開業してからのこと。「自分のスキンケア用品の正解はこのラインナップ」と、日常で使うものが定着してからです（私の定番スキンケア用品は68ページに掲載しています）。そこから、「スキンケア用品として使うものは、できるだけミ

ニマムにしよう」と思うようになりました。

患者さんの肌診断をし、カウンセリングを行うとわかるのは、**多くの人は無自覚に、肌を触りすぎている**ということです。みなさん口を揃えて「いえ、そんなに触っていません」とおっしゃるのですが、見ていると日焼け止めを塗る時もやっぱり力を入れているし、洗顔の時もやっぱりゴシゴシこすっている。化粧水をつける時にパンパンと手で叩いている人もいましたし、コットンで強く摩擦して圧をかけている人も少なくありませんでした。「化粧水は肌にすり込まなくていいんですか?」と聞く方も多数。そういった思い込みから、手やコットンで、気づくと強く押し込んでしまっているようです。化粧水の場合、推奨は「コットンパックでのせるだけ」ですが、「手かコットンか」だけで言うのなら、摩擦の少ない手でつけるほうがトラブルは少ないといえるでしょう。

先述したように、肌の角質層はわずか0・02ミリ。いろいろなスキンケア用品をたくさん塗ったとて、入る量には限界があります。なので、そんなにグイグイと肌にすり込んだり、押し込んだりする必要もありません。「塗れば塗るほどいい！」というのは、間違った思い込みなのです。

私の日焼け止めの塗り方（23ページ）を見て、「肌に触れることをそこまで気にしなければいけないの？」と思った人もいるかもしれませんが、必要な成分のものを必要量つけることに加えて、「触りすぎない」ことはとても重要です。塗り方は人それぞれの方法があると思うのですが、顔に塗った後、あまった分を塗り拡げられるので、手の甲に出して塗ることをおすすめしています。手のひらやよく使う人差し指はどうしても力が入ってしまうので、あえて力が入らない薬指と小指で塗り拡げるのを推奨しています。

一度のスキンケアで肌に触れる回数は少なくても、それが毎日、朝晩と続くと回数は増えて積み重なり、肌に大きな影響を及ぼします。無意識に肌に触る習慣を繰り返していると、結果として現れてしまうのがまずシミ。続いて、くすみ、しわと肌の3大悩みの原因につながってしまいます。日常浴びる紫外線、加齢によるターンオーバーの低下だけがそれらの原因ではないことを、ぜひ知っておいてください。

患者さんたちにも同じようにアドバイスをしてミニマムケアに変更していただいてから、「触りすぎないように気をつけています」とか「肌の状態が変わってきました」という声が聞かれるようになりました。ミニマムケアのいいところは「スキンケアの時間を短縮できる」「スキンケア用品にかけていたお金を節約できる」上に、「肌の状態が良くなる」ということ。

これまで信じていた肌の常識が崩れて、驚かれる人もいるかもしれませんが、**スキンケア用品は増やすことできれいになるのではなく、減らして、なるべく肌に触らない方法で予防する。**それによって自分の肌がどういう変化を遂げていくか、ぜひ試してみてほしいと思います。

美肌・新常識

9

洗顔は、触らずに洗う。きめ細かい泡を顔にのせるだけに

朝晩の洗顔についても、やはり「なるべく触らない」ことがポイントになります。とはいえ「触らずにどうやって洗うの？」と首をひねる人もいらっしゃるでしょう。触らないミニマムケアにたどり着く前、それこそ若い頃には、私も勢いよくガシガシと顔を洗っていました（笑）。いまでは大いに反省しています。ここでは私が毎日行っている洗顔方法をご紹介します。

洗顔前のクレンジングには、**オイルフリーのクレンジング剤**[*5]を使っています。

オイルフリーのクレンジング剤＊5
オイルフリークレンジング／ビューティフルスキン　￥4,510

オイルフリーなのにメイクの落ちが良く、かつ油分も取りすぎないので乾燥しないところが気に入っています。普段、リキッドファンデーションやクッションファンデーションを使って「しっかりメイク」をしている人は、やはり「油は油で制する」でオイルクレンジングのようにしっかり落としてくれるクレンジング剤が必要ではあるのですが……。それにしても洗浄力が強すぎるオイルクレンジングを使っている人は多く、必要な油分まで取りすぎてしまい、かえって乾燥を引き起こしている印象があります。

できればカバー力の強いファンデーションでトラブルを隠すのではなく、落としやすいミネラルファンデーション（25ページで紹介）などを使って、不要な汚れは落ちるけど洗浄力が強すぎないものでメイクを落とすなど、使うものから変えてほしいですね。**オイルクレンジングの使用後、顔がパキパキと突っ張るような感じがあれば、それは明らかに油分の取りすぎで、乾燥していると いう目安になります。**

クレンジングの後は洗顔です。固形石鹸は洗浄力が強いものが多いので使わず、**チューブタイプの洗顔料**[*6]や、**ピーリング剤の入った洗顔料**[*7]を使っています。「洗顔は泡で洗う」のはもはや常識になりましたが、でも「泡で洗う」ことの本当の意味を理解している人は、まだほとんどいないと思います。

なるべく触れないミニマムケア洗顔では、「泡をのせるだけ」でOKです。

患者さんの中には泡で洗う意味を間違えていて、顔の上で洗顔料を泡立てている人もいました。「のせるだけでOK」というと驚く人が多いのですが、**洗顔料をしっかりときめ細かく泡立てて、肌の上に10～20秒ほどのせれば、皮脂や汚れが吸着し、自然に落ちていきます。**鼻のまわりなど、ざらつきが気になるところも、手でやさしく触れる程度にしましょう。

ただし、洗顔料はしっかりと泡立てること。ゼロからきめ細かい泡をつくるのは少し時間がかかるので、私は時短のため**専用の泡立てグッズ**[*8]を愛用しています。わかりやすいよう、次ページで実際の泡立て方を紹介しました。

チューブタイプの洗顔料*6
ゼオスキンヘルス　エクスフォリエーティングクレンザー／ゼオスキンヘルス　¥6,160

ピーリング剤の入った洗顔料*7
バランスケアウォッシュ／ビューティフルスキン　¥4,180

洗顔料の泡立ての目安

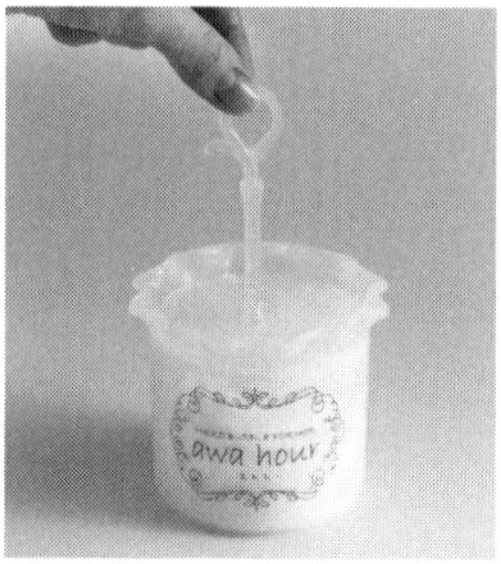

私が愛用している「awa hour -あわわ-」。泡立て容器に水を入れて、洗顔料を適量入れます（固形石鹸の場合は、上部のプレートの穴にこするようにしてつけます）。ふたを押さえながら、スティックを上下に動かすと、しっかりとした泡ができます。

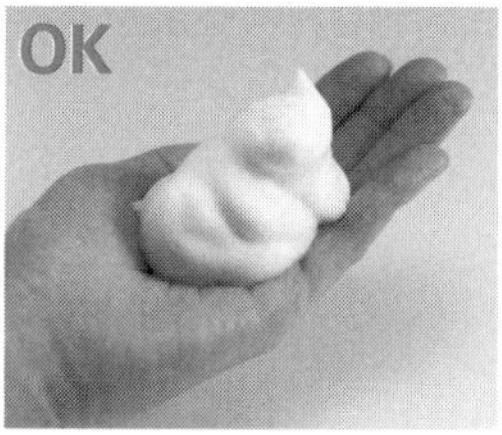

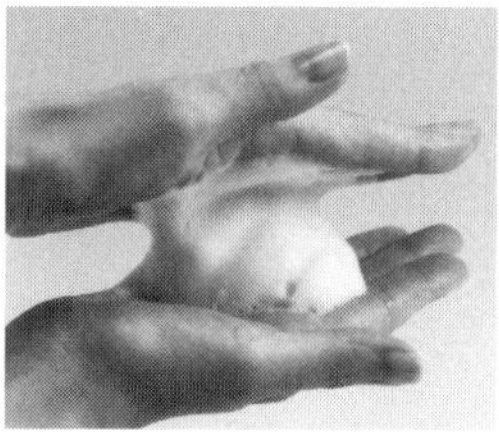

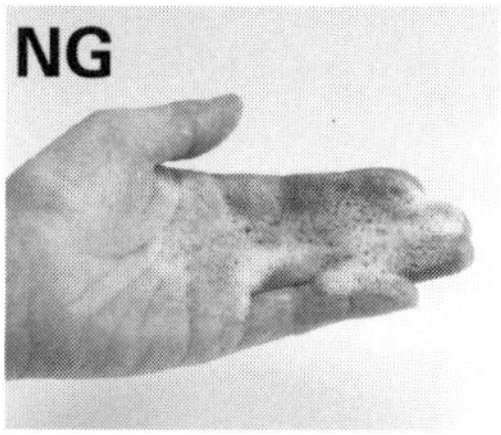

泡の状態の目安です。のせるだけで汚れが落ちる泡は、これくらい濃密でしっかりしているので、肌にのせても簡単に流れ落ちません。NG写真くらいでは、「泡で洗う」とはなりません。

専用の泡立てグッズ＊8
awa hour　-あわわ-／株式会社富士　¥918

美肌・新常識

10

面倒な日は化粧水なしでクリームのみでOK

化粧水に乳液、クリーム、そして美容液。私たちはいつから、スキンケア用品を〝フルラインナップで揃えたい症候群〟になったのでしょうか。「化粧水は水分。乳液は油分。乳液の油分では足りないので、クリームや美容液で補う」など、いつのまにか、なんとなく思い込まされていないでしょうか？

美肌・新常識5でもお伝えしましたが、スキンケア用品を成分で選ぶ習慣がないために、化粧水も乳液も美容液も何の目的で使っているのか、多くの人が見失っているように感じます。68ページには私がルーティンで使っているスキンケア用品の一覧を紹介していますが、化粧水、乳液、クリームだから、という考えで選んだものではありません。

改めてスキンケア用品の定義をお伝えすると、配合されている成分の割合が違うということ。つまり**化粧水、乳液、クリームはそれぞれ役割が違うのではなく、含まれている水分と油分のバランスが違うだけ**なので、必ずしも順番どおりにすべて使わなければダメということではないのです。

患者さんにも「時間がないとか、体調が悪くてスキンケアが面倒な日は、化粧水は飛ばしてクリームだけでもいいんですよ」というと、ここでもやっぱり「そうなんですか!?」と、とても驚かれます（笑）。成分重視で選んでいれば、クリームにも必要な保湿成分は入っているからです。

私は肌の専門家ではありますが、お伝えした通り面倒くさがり屋。子どもたちが小さくまだ手のかかる頃は、自分のスキンケアだけに時間をかけてもいられないので、化粧水は飛ばしてクリームだけという日もありました。でもそれが原因で保湿が足りなかったなど肌トラブルの引き金になったことはありません。オールインワンタイプのスキンケア用品を使っていて、とくにトラブルがない人は、それでOKなのです。

むしろ肌が荒れている時、ちょっと敏感になっている時は、水分が多いものをつけるとしみることがあるので、油分が多めのクリームがおすすめ。でもそういった時でも「しみてヒリヒリしますが、頑張って化粧水をつけてみます！」と化粧水を使う患者さんもいます。「そこまでしてつける必要はないんですよ」とお伝えしても「でも、化粧水はつけたいんです！」という患者さんもいました。日本人はとくに、化粧水は絶対に塗らなければいけないものと思い込んでいる人がとても多いようです。

たとえば海外の医療専売品の中には「化粧水というカテゴリー自体がない」ということもめずらしくありません。美容皮膚科を開業した当時、私もまだスキンケア用品についてそこまでくわしくはなかったため、クリニックで扱い始めた時は「化粧水って、ないんですか?」と患者さんたちと同じことを聞いていました(笑)。「海外の医療専売品では、化粧水はマストではない」と聞いて、「えーっ、そうなんですか」と驚いたものです。つまりそれだけ日本は、化粧水信仰が根強いのです。

第2章では年代別に必要な成分についてくわしくご紹介していますので、スキンケア用品はフルラインナップ揃えなくてもいいという理解をさらに深めていただけると思います。よく考えれば意味もわからずこだわっていた、というものはそろそろ手放して、シンプルに効率的なスキンケアに切り替えていきましょう。

美肌・新常識

11

敏感肌は洗いすぎが原因。生まれつきではない

肌トラブルで来院される患者さんのうち、約7割の人が「私、敏感肌なんです」とおっしゃいます。ただ、「敏感肌」という言葉には、じつははっきりとした定義はないのです。あえて言うなら、「すぐにかゆみが出る」「どんなスキンケア用品をつけてもしみる」「ニキビができやすい」など、「ちょっとしたトラブルが起きやすい人の肌」というイメージになるでしょうか。

クリニックで行う肌診断でも「敏感肌です」という診断にはなりません（も

ともとの体質として出るアトピーなどのアレルギーと敏感肌は、別のものです）。自称・敏感肌の人の中には「自分は皮膚が薄いから」という人も多いのですが、皮膚の厚さと敏感さもまたイコールではありません。皮膚が薄いからといって必ずしもトラブルが起きやすいというわけではないのです。

逆に「私は肌が厚いので、丈夫なんです」という人もいます。今はノートラブルかもしれませんが、もし間違った知識のケアを続けていれば、年齢を重ねるにつれ、シミ・しわ・たるみといった問題は当然出てきます。「自己診断による思い込みや過信は禁物である」と心してくださいね。

さて、話を戻しましょう。**敏感肌は生まれつきのものではなく、主に「肌のバリア機能が落ちている」という後天的な原因による状態のことです。**ということは、自分で解決することができるし、治すことも可能です。言い方を変えれば、**間違ったスキンケア方法によってバリア機能を壊しているので「自分で敏感肌にしてしまっている」とも言えるでしょう。**つまり「洗いすぎ」や「ケアのしすぎ（触りすぎ）」など、よかれと思ってやっていることで敏感肌になり、余計なトラブルを招いているというわけなのです。

ここまでは顔の肌を中心にお話をしてきましたが、「自分で敏感肌にしている」という点では体の皮膚においても同じです。次のうちどれかひとつでも当てはまっていれば、明らかに「洗いすぎ」による敏感肌になっています。

①毎日、ボディソープを使って全身を洗っている
②洗う時、ナイロンタオルを使っている
③冬になると、身体がチクチクしてかゆい

いかがでしょうか。日本人は清潔できれい好きなので、洗いすぎの傾向が強いのですが、ボディソープは使わずにお湯で洗うだけで十分です。ボディソープは猛暑の夏場とか、スポーツ等で汗をたくさんかいた時、足や脇など部分的に使う程度にしましょう。また洗う時もナイロンタオルは摩擦の刺激が強すぎるので、手でやさしくなで洗う程度でOKです。

体は毎日ボディソープで洗う必要はありませんが、顔はまた別です。メイクもするし、ずっと外気に触れている顔は皮脂も多く出ています。「朝はお湯で洗うだけ」という人もいるのですが、顔についてはは朝晩2回、洗顔料を使って洗うことをおすすめします。

私自身も40歳を過ぎてからは、気をつけてはいても冬場になると足がカサカサになってしまうことが増えました。「水分や油分が不足する年齢なんだな」と自覚して、**ボディクリーム**[*9]を欠かさずつけるよう気をつけています。乾燥防止にボディオイルを使っている人も多いようですが、自分の肌に水分が足りていないのにオイルだけ塗っても保湿効果にはなりません。体も顔と基本は同じなので、セラミドやヒアルロン酸など、正しい保湿成分が入ったボディクリームを使うようにしてください。

ボディクリーム＊9
キュレル　ローション／花王　¥1,430（220ml）

美肌・新常識

12

毛穴のトラブルはいじればいじるほど深刻化する

肌の毛穴トラブルでお悩みの人は多いですね。

毛穴のトラブルには、黒ずみやたるみなどいろいろありますが、とくに気にする人が多いのは、毛穴の開き。皮脂が過剰に分泌されたり、古い角質などの汚れが溜まったり、あるいは老化といったいろいろな理由によって、毛穴が開いてしまう状態を言います。毛穴が開いてしまうことで鼻や頬にポツポツした黒ずみができたり、肌がざらついたり、肌の表面がみかんの皮のように凸凹になりメイクのりが悪くなってしまうなど、老けて見える原因にもつながります。美容医療で解決する方法については後述しますが、ここでは日常のスキンケアのポイントについてお話しします。

まず毛穴が開いてしまうNG習慣は次の3つ。ひとつでも当てはまるものがあれば、ますます毛穴が開いてしまう負のループにハマっている可能性は大！

①「皮脂が増えてしまうから」と保湿をせずにいる
②オイリー肌だからといって1日に何度も洗顔する
③カバー力の高いクッションファンデーションで毛穴を隠す

いかがでしたか？　美肌・新常識5でもお伝えしたように皮脂が多い人、ニキビができやすい人は、保湿するよりも洗うほうを重視しがちです。でも必要な保湿成分が足りていなかったり、洗いすぎで肌が乾燥していたりすると、肌は不足した潤いを出そうとして余計に皮脂を出すようになります。その結果、皮脂の出口でもある毛穴も開きやすくなってしまうのです。逆に、油分が過剰に多いスキンケアやメイク用品を使っていても、当然皮脂が増えて、毛穴は詰まりやすくなってしまうので要注意です。

私自身も10代20代の頃はニキビ肌だったので、皮脂が多く鼻まわりにポツポツした黒ずみがありました。ちょうど毛穴の汚れや角栓を取るシート（肌に貼ってからビリッとはがして毛穴の詰まりを取るシート）が流行っていたので、黒ずみが気になる私はよく使っていました。取れた角栓が目に見えるのでついついやっていましたが、肌にとってはNGだったことをのちに学びました。シート等は使わず手指で毛穴の詰まりを押し出している人もいますが、それも絶対にやめてください（爪でかくのも、当然ダメです！）。

なぜダメなのかというと、シートであればビリッとはがす時、爪で押し出す時に肌を傷つけるから。**毛穴はいじればいじるほど、問題が深刻化してしまう**

からです。毛穴の汚れが気になる時は、無理に取り除こうとする方法ではなく、自然に詰まりを取ってくれる**ピーリング剤の入った洗顔料**（50ページ）で洗顔をしましょう。その時もゴシゴシ洗わず、51ページで紹介した「泡をのせるだけ洗顔」でOKです。

もうひとつの日常ケアは、**ビタミンCの入ったアイテム**＊10をスキンケア用品の仲間に加えること。ビタミンC（以下VC）は皮脂を抑えてくれる効果があります。1日の始まり、朝の洗顔後のスキンケアに使うと、より効果が出るのでおすすめです。私もオイリーに傾きがちなので、VCのスキンケア用品は欠かせない、強い味方です（VCの効果や使い方については、美肌・新常識19でもくわしく紹介しています）。

最近は「毛穴専用ブラシ」なるものもあるようですが、皮膚科医としてのアドバイスは、毛穴問題はグッズに頼るのではなく、ここでもやっぱり肌に必要な「成分」を使って改善していくことをおすすめします。

VC（ビタミンC）の入ったアイテム＊10
Cリンクエッセンス／ビューティフルスキン　¥5,940

美肌・新常識

13

オーガニックコスメはアレルギー反応を引き起こす可能性があるので要注意

ナチュラル志向の人は、スキンケアやコスメ用品についてもオーガニックという言葉に弱い傾向があるようです。食品同様に「添加物などの化学物質が使われていないものほど安全」「自然なものだから肌にいい」というイメージから、「オーガニックがいい！」と思い込んではいませんか。

なんでも試している私ではありますが、このオーガニックコスメに関してだけは、じつは試していないのです。**理由は「合う・合わない」の差が大きい上**

に、自然界のものだからこそ、何がアレルギーのトリガーとなるかわからないからです。つまり、使うのが怖くて試せないのです。

オーガニックコスメが怖いのは、肌に直接つけることでかぶれたり、かゆみが出たり、赤くなるといったアレルギー反応が起きる可能性があること。以前、小麦の加工物「加水分解コムギ」が配合されていた石鹸を使用した人が、小麦アレルギーによるアナフィラキシーのような症状が出たため、学会から注意喚起されたこともありました。使用頻度が多くなるほどアレルギー発症のリスクも高まります。

私自身はスギ花粉症があるので、その時期は肌がかゆくなることがあります。花粉という異物が肌に入り込んで、アレルギー反応によりかゆみが起きるというわけです。

オーガニックという言葉だけがひとり歩きしている現状がありますが、じつは日本ではオーガニックコスメについての明確な定義や規定がありません。認証基準は各国・各団体によって異なるものの、基本的には「有機栽培で作られた植物を使った化粧品のこと」をオーガニック化粧品と呼んでいます。植物由来のものが多く入っているものが多いため、海外の認証機関として知られるECOCERT（エコサート）、COSMEBIO（コスメビオ）などでは、「植物原料の95％はオーガニックでなければならない」といった厳しい基準が設けられています。それに対して日本の場合は、ほんのわずかでもオーガニック原料を使用していれば「オーガニックコスメ」として売り出すことができてしまうのです。

そのようなルール、決まりごとがない点も大いに問題ですが、オーガニックだからいいのではなく、オーガニックだからこそ、アレルギーを引き起こすものが入っているかもしれないという認識を持つようにしてください。敏感肌などの肌トラブルを抱えている人が、より肌に安全なものを使いたいという思いから「肌にやさしいもの」としてオーガニックコスメにたどり着くケースが多いのですが、トラブルを抱えている人ほど安易にオーガニックコスメを使わないほうがいいでしょう。オーガニックの植物が地球環境に優しいというのは間違いありませんが、それがイコール肌への優しさということではないのです。

オーガニックコスメを使用していてとくに問題がないという人も、美肌・新常識7でお伝えしているように、その人にとって必要な成分が不足している可能性もあります。「悪くはないが、可もなく不可もなく……」という状態が続いている場合は、肌に合っていない、効果が出ていないことも十分考えられます。

スキンケアの目的は、「自然由来のものを足す」ということよりも、「自分の肌では生み出せないものを足す」ことにあります。そういう意味でも、やはり一度は専門医のカウンセリングを受けて、自分の肌について正しい知識と情報を持つことが大切なのではないでしょうか。

私のスキンケアルーティン

私の毎日のスキンケアルーティンをご紹介します。使用している定番のスキンケア用品は写真の7つです。朝晩で変える大事なアイテムは、ビタミンA（以下VA）のレチノール化粧品。朝は「守り」のVAで、夜は「攻め」のVAを使い分けています（美肌・新常識14で解説）。夜はメイク落としのクレンジングが入るなど変わりますが、朝晩ともに所要時間は11〜12分ほど。それではスキンケア用品を使用する順番をご紹介いたします。

夜

❶クレンジング
（オイルフリーのクレンジング剤*5）
オイルフリークレンジング／
ビューティフルスキン　¥4,510
❷洗顔
（チューブタイプの洗顔料*6）
ゼオスキンヘルス　エクスフォリエーティング
クレンザー／ゼオスキン　¥6,160
❸化粧水スプレー（Ⓑ）
❹コットンパック（Ⓒ）
❺ビタミンC（Ⓓ）
❻守りのビタミンA
（守りのVA*12）
Ⓗゼオスキンヘルス　RCクリーム／
ゼオスキンヘルス　¥15,400
攻めのビタミンA
GAUDISKIN　デュアルレチノプラス／
GAUDISKIN　￥8,800

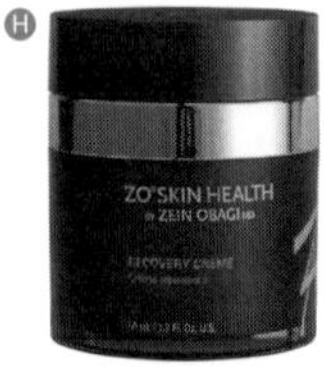

所要時間：およそ12分

朝

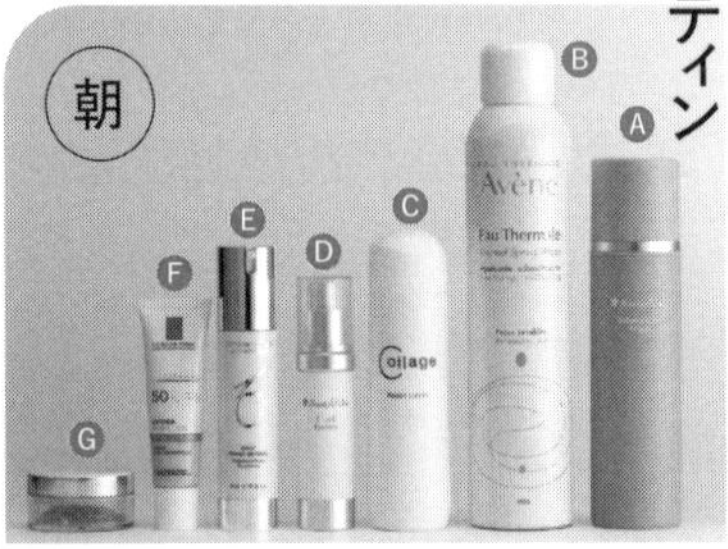

（写真右から順に）
❶洗顔（ピーリング剤の入った洗顔料*7）
Ⓐバランスケアウォッシュ／ビューティフルスキン　¥4,180
❷化粧水スプレー　Ⓑアベンヌウオーター　300g　¥2,420
❸コットンパック（セラミド配合の化粧水*4）
Ⓒコラージュリペアローション　しっとり／持田ヘルスケア株式会社コラージュ　¥2,970　（大判のコットン*3）
生成カットコットン 大判タイプ／無印良品　¥199
❹ビタミンC　（*10）
ⒹCリンクエッセンス／ビューティフルスキン　¥5,940
❺守りのビタミンA（守りのVA*12）
Ⓔゼオスキンヘルス　デイリーPD／ゼオスキンヘルス
¥21,780
❻日焼け止め（UVAカットの日焼け止め*1）
Ⓕラロッシュポゼ　UVイデア　プロテクショントーンアップ／
ラロッシュポゼ¥3,960
❼パウダー（UVカット効果があるパウダー*2）
Ⓖミネラルファンデーション F／ビューティフルスキン　¥4,620

所要時間：およそ11分

*「攻めのVA」は成分効果が強く、毎日使うと私の肌質では皮むけしたり、赤くなったりするため、使用は週2回のみ。他の日は、「守りのVA」を使っています（左上写真は「守りのVA」のクリーム）。

第2章 美肌に必要な年代別の新常識

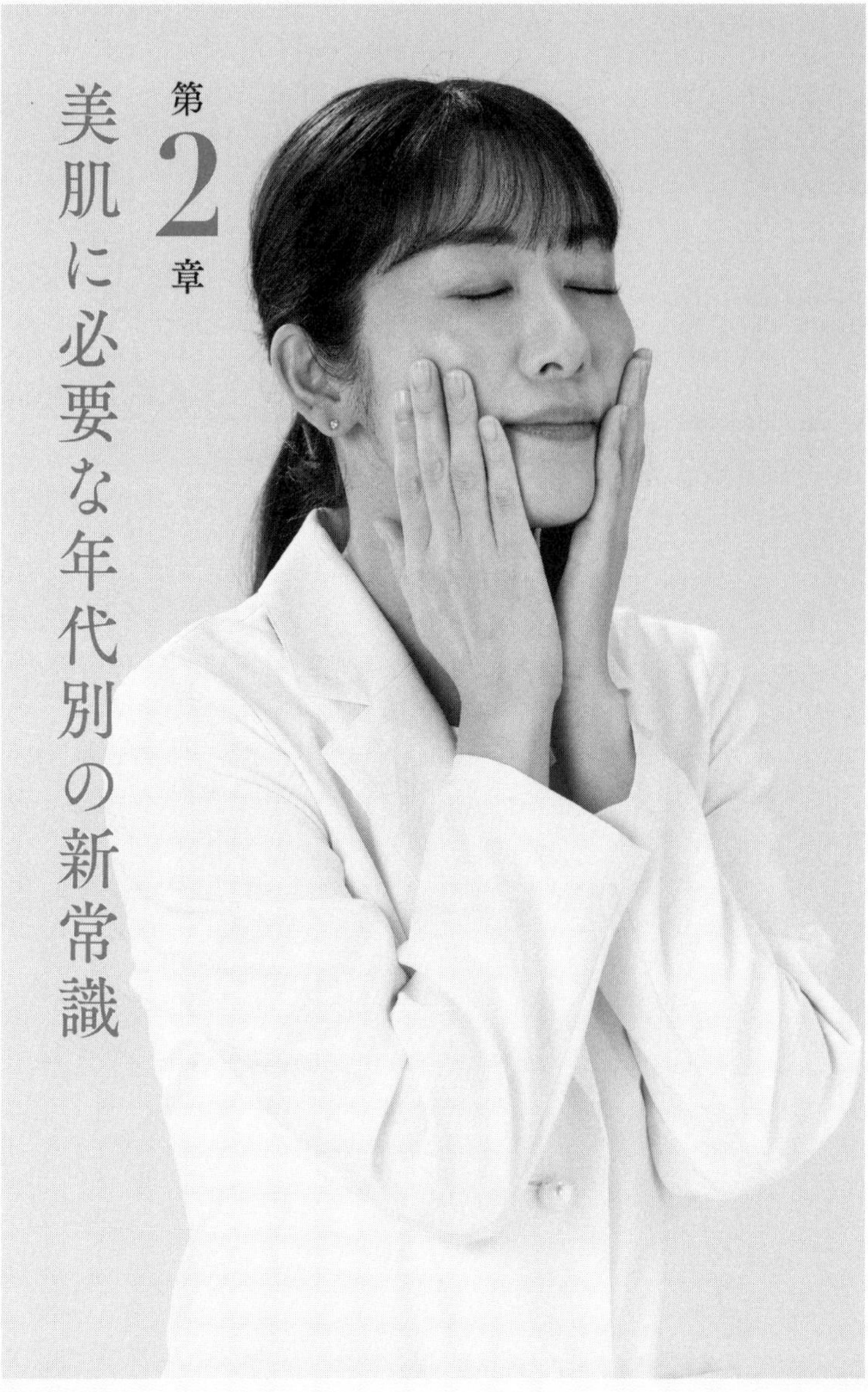

年代に合ったスキンケアのススメ

年代によって、肌の状態は変化します。私のクリニックに来院される患者さんのほとんどが自身の年代に合ったスキンケアを行っておらず、肌トラブルをこじらせているように感じます。

美肌をキープし、守ってくれている最強武器はエストロゲン（**卵胞ホルモン**）**と呼ばれる女性ホルモン**。肌の水分保持の役割を担っていて、潤いやハリ・ツヤを出してくれる強い味方です。10〜30代前半くらいまではこのエストロゲンの恩恵を受けているのですが、女性ホルモンが急激に減っていく更年期（閉経年齢の前後5年間、10年間のこと。閉経年齢は人によって異なります）に差し掛かると、エストロゲン不足による乾燥やくすみ、しわなど、さまざまなアンチエイジング対策が必要になっていきます。

一方、同じく卵巣から分泌される黄体ホルモン（プロゲステロン）は、皮脂を活発に出すなどのデメリットが。10〜20代の人（場合によっては30代でも）にとっては、皮脂の詰まりによる毛穴の開きや黒ずみ、ニキビ肌などのトラブルを起こす原因にもなっています。

女性の肌の状態は、この2大女性ホルモンのバランスに大きく左右されています。加えて、長年の紫外線の影響によるシミやしわ、老化によるたるみ、食生活の乱れなどが重なり、10〜20代の頃は若さでカバーできていたことも年齢を経るにつれ難しくなってきます。今はトラブルがないという若い人も、この先自分の肌がどう変化していくのかを知ることは今後の予防につながります。年代が高い方も、今から防げること、改善できることはたくさんあります。どの年代の人も正しい知識をもとにした肌ケアを今日から始めていきませんか？

美肌・新常識

14

美肌に必要な成分は年代ごとに変わります

前ページでは、①ホルモンバランスの変化　②紫外線　③老化　への対策として「スキンケアは年代に応じて変える」必要性をお伝えしました。ここでは、各年代に必要なスキンケア成分についてくわしくお話ししていきます。自分の年代とは違うスキンケア用品は試すのが難しいので、当院で患者さんにおすすめしているものを紹介します（医療専売品についてはカウンセリングを受けたクリニック、美容皮膚科医の処方に従って選んでください）。

10代

10代の人は第二次性徴（卵巣から女性ホルモンが出始める時期）の影響で皮脂の分泌が増えるため、**ニキビ肌に悩まされる人が多く、皮脂の詰まりの解消と抑制がスキンケアのいちばんの目的**になります。皮脂の詰まり解消に最も効果が高いのが**サリチル酸**。スキンケア用品では洗顔料などに含まれています。ただ、詰まりを取るだけでは追いつかずに、皮脂はまた出てきてしまいます。水溶性ビタミンC（以下VC）は水に溶ける成分で、主に化粧水に含まれており、皮脂を抑制する働きを持っています。

・**サリチル酸***11 **（ラロッシュポゼのエファクラフォーミングクレンザー、ノブACアクティブウオッシングフォーム）**

・**水溶性VC（医療専売品のVC化粧水）**

サリチル酸*11
エファクラフォーミングクレンザー／ラロッシュポゼ　¥2,970
ノブACアクティブウオッシングフォーム／ノエビア　¥2,750

20代〜30代前半

20代〜30代前半の人はVCの種類が変わります。皮脂が多めの人は引き続き水溶性でもいいのですが、ホルモンバランスから乾燥に傾いてきた人には、**水にも油にもVCが溶けている両親媒性のもの**を使ってみてはいかがでしょうか。水分も油分も同時に与える「いいとこどり」ができるからです。乳液や美容液に含まれています。

そして、この年代から重要になるのが、ビタミンA（以下VA）。VAにも種類がさまざまあるので、本書では「守り」「攻め」として区別していますが、この年代の人にとくに必要なのは「守り」のほう。**パルミチン酸レチノール**という主成分が紫外線で失われる肌本来のVAを補い、しっかりと貯金してくれる働きがあります。

VC（ビタミンC）の入った保湿剤＊10と同じ
Cリンクエッセンス／ビューティフルスキン　¥5,940

・VC＊10（そのほか医療専売品のVC化粧水も）
・守りのVA＊12（ゼオスキンヘルスのデイリーPD）

30代後半～40代

30代後半～40代になると、アンチエイジングの目的が強まっていきます。引き続き使ってほしい両親媒性のVCと守りのVAに加えて、**乳酸が含まれていれば代謝を促し、保湿力が高まります**。ピーリング効果がある乳酸は、洗顔料や化粧水に含まれますが、10代の人に必要なサリチル酸よりもマイルド。乾燥しにくく美白効果も期待できます。シミ・しわ対策をしながらハリを出してくれる「攻めのVA」もぜひ取り入れてほしいアイテム。ただし「攻めのVA」に関しては使い方に注意が必要な点もあるので、VA（レチノール化粧品）についてくわしくお話ししている次項の美肌・新常識15も参考にしてください。

守りのVA（ビタミンA）＊12
ゼオスキンヘルス　デイリーPD／ゼオスキンヘルス　¥21,780
ゼオスキンヘルス　RCクリーム／ゼオスキンヘルス　¥15,400

・乳酸＊13（ラロッシュポゼ　エファクラピールケアセラム）
・VC＊10（そのほか医療専売品のVC化粧水も）
・VA＊12（ゼオスキンヘルス　RCクリーム）
・攻めのVA＊14（ゼオスキンヘルスレチノール各種）

50代以上

50代以上のスキンケアは基本的には30代後半~40代の人と同じ。でもアンチエイジング対策はますます必要です。この年代のほぼすべての人が更年期真っ只中と言えるので、失われるのは水分だけでなく油分も。VCに関しては水分と油分の両親媒性ではなく、**油溶性に変えてもいいでしょう**。そして、プラスアルファの要素として、**ペプチド成分も加えたいところ**。ペプチドは、タンパク質が分解されて小さくなり、複数のアミノ酸が結合した成分のこと。分子が

乳酸＊13
エファクラピールケアセラム／
ラロッシュポゼ　¥4,950

攻めのVA＊14
ゼオスキンヘルススキンブライセラム0.5／
ゼオスキンヘルス　¥13,420

小さいので、肌への吸収がスムーズに進むことから、「年齢に負けない」「ワンランク上の美肌」にこだわる人に有効です。

・40代に必要な成分＋ペプチド＊15（リビジョンスキンケアＤＥＪフェイスクリーム）

全世代

そして、世代問わず必要なものは、美肌・新常識5でもお伝えしたセラミドやヒアルロン酸など、肌の角層で水分をしっかりキープする働きを持つ保湿成分。朝晩の洗顔後は必ず使うように心がけてください。

・セラミド配合の化粧水＊4（ヒアルロン酸化粧水でもＯＫ）

ペプチド＊15
DEJフェイスクリーム／リビジョンスキンケア
¥20,900

美肌・新常識

15

じつは2種類あるビタミンA入りスキンケア用品。使い方に要注意！

レチノール化粧品とは、VA入りのスキンケア用品のことを指します。VAは肌のターンオーバーを促進するほか、毛穴の詰まりを取ったり、肌のハリ・弾力のもととなるコラーゲンを増やしてくれたり、美肌づくりにマルチに効く成分です。「いま使っているスキンケア用品に何か加えたい」「さらに美肌を目指したい」という人には、世代を問わずおすすめしています。

でも、効果的に使うためには知っておくべき注意点もあります。とくに気をつけなければいけないのは、「守りのＶＡ」よりも「攻めのＶＡ」（75ページ）。塗った後に赤みが出たり、カサカサチクチクとした刺激を感じたり、ひどい場合には皮むけしたり、刺激反応が強く出る場合があるからです。ですから最初からガッツリ、ガシガシ塗るのは避けて、反応を見ながら少しずつ使うようにしてください。「自分に合う」と実感できたら、レギュラーのスキンケア用品にプラスして、長期的に使うのが良いでしょう。

また両者は使うといい時間帯にも違いがあります。**「攻めのＶＡ」は夜のみの使用にしましょう。**成分がマイルドで安定している「守りのＶＡ」（74ページ）に対して、「攻めのＶＡ」は効果が強い分、分子構造が不安定。紫外線の影響を受けやすくなるため、使用は夜のみで日中の紫外線対策も必須です。間違った使い方をしたせいですぐにトラブルが出た……ということは稀《まれ》ですが、そのまま続けているとシミができやすくなるリスクが！　使用するレチノール化粧品に、「夜用（夜推奨）」という表示があるか、必ず確認しましょう。

美肌・新常識

16

40代以降はピーリング必須。「肌育」も話題に

ピーリングというと、皮脂が多いニキビ肌など若い人向けのものというイメージがあるせいでしょうか。水分や油分が不足しがちな40代以降の患者さんは、「乾燥が進むのでは?」「皮膚が薄いけど大丈夫なの?」と不安に思う人が多いようです。でも若い人向けのガッツリと行うピーリングだけではなく、**肌のコラーゲンを増やし、皮膚に弾力を与えてハリを出すことを目的とした40代以降の人におすすめのピーリングもあります。**

各メーカーからさまざまなタイプのピーリング用品が出ていますが、ターンオーバーを促すとともにコラーゲンを増やしてくれる効果もあり、肌タイプに合わせて選ぶことができます。お悩み別のおすすめのピーリング成分は次の通りです。

黒ずみ↓サリチル酸
ニキビ↓サリチル酸、グリコール酸
ザラつき↓乳酸、グリコール酸
くすみ↓乳酸
ターンオーバーを促す↓いずれも効果あり

私自身は40代ですが、若い頃はニキビ肌で皮脂が多かったタイプです。なので、ピーリング剤の入った**洗顔料**[*7]を週に1〜2回（汗をかく夏は頻度を上げて）

使っています。するとザラつきが取れ、くすみもなくなり、「調子がいい」という実感があります。

若い年代でなくとも、鼻の角栓が溜まり続けるとやはり頑固になってしまうので、定期的に取り去るほうがいいですね。おすすめした患者さんからも「肌がツルツルになりました！」という声を多くいただきます。**洗顔料として活用すれば、スキンケア用品をムダに増やす必要がない**ので、ミニマムケアにもぴったりです。

セルフケアでできることもありますが、美容皮膚科で行っている施術もあります。私がピーリング好きなのも相まって、当院には用途や「なりたい肌」に合わせて複数種類のメニューをご準備しています。

中でもいちばん人気は「ミラノリピール」というもの。皮膚再生効果に優れた次世代ピーリングで、ニキビやニキビ跡、毛穴改善、肌質改善に効果があります。

そのほかにもVA誘導体を主成分としたピーリング「トラネックスレチピール」は、コラーゲン産生や皮脂抑制、シミ改善、美白効果もあります。

そして40代以降の人におすすめしたいのは、「乳酸ピーリング」。若い人向けのサリチル酸よりもマイルドな成分を使いながら、くすみを改善し、保湿をしながら美白・美肌を目指すことができます。

年代や肌質に合った施術がいろいろあるので、自分に合ったものを見つけてくださいね。

美肌・新常識

17

繰り返す背中ニキビの原因はカビ！

10〜20代、中には30代の人でも肌悩みで多いのが、顔以外にできる「背中ニキビ」。夏になると繰り返してしまう人は、その原因を顔ニキビと同じと勘違いしていることが多いようです。

顔ニキビと同じように皮脂の詰まりによる背中ニキビもありますが、「繰り返してなかなか治らない」という場合、そのニキビの原因は皮脂の詰まりではなく、ズバリ「カビ」のことも！

このカビはマラセチア菌という常在菌の一種で、代謝が活発な若い年代の人ほど汗をかいて肌がムレる（＝湿気がある）ことでカビが増え、ニキビのようなブツブツが背中にできてしまうのです。

見た目には顔ニキビと変わらないため、皮膚科を受診しない限りカビが原因とはなかなか気づかず、症状が長引いてしまう人が多いようです。カビは高温多湿なところが大好きなので、激しい運動で汗をかいたりしてもすぐに体を洗い流せなかったり、汗をかいたまま入浴しないで寝てしまうと繁殖してしまいます。背中や胸のまわりなどで、ニキビのような発疹がなかなか治らない場合、その可能性が高いです。

カビが原因の場合は、皮脂の詰まりが原因の顔ニキビとは治療法も当然異なります。カビにはカビの薬が有効なので、繰り返す背中ニキビに悩んでいる人はぜひ一度皮膚科を受診してください。ひどい人でも適切な外用で、約2週間程度で落ち着いてきます。

カビに効く市販のボディソープ[*16]もあるので、夏の間は私も使って予防をしています。抗真菌（抗カビ成分）のミコナゾール硝酸塩と殺菌成分が配合されており、敏感肌の人でも使用可能です。ちなみに本書の編集担当の娘さんも、おすすめしたボディソープを使ったところ、なかなか治らなかった背中ニキビがきれいに治ったとのことでした（「ニキビの原因はカビだったんですね！」と驚いておられました）。

そして皮脂の詰まりが原因でできる顔ニキビも、皮膚科の受診が改善の近道です。市販の薬で治す方法しか思いつかない人も多いのですが、通院することで早く治すことができます。「はじめに」でもお伝えした通り、私自身も高校生の頃にニキビに悩まされましたが、皮膚科の受診ですっかりきれいになりました。

「顔にニキビができやすい人は、体にもできやすい」とも言われています。顔ニキビで来院した人も、体のことまでは相談してこないことがよくあるのです

カビに効く市販のボディソープ＊16
コラージュフルフル泡石鹸／コラージュ　¥1,980（150ml）
コラージュフルフル液体石鹸／コラージュ　¥1,320（100ml）

が、「体にはありませんか？」と聞くと結構できているケースが多いので、受診の際は体のニキビも一緒に診てもらいましょう。

中には若い年代でも、背中ニキビも顔ニキビも、「全然できない」というラッキーな肌質の人もいます。ニキビのできやすさは遺伝的要素も含まれることがあるので、ニキビ痕が残る前に適切な治療を受けることをおすすめします。

美肌・新常識

18

スキンケアは生理周期に合わせて変える

女性の場合、とくに20〜40代前半の人は生理周期によって、肌が揺らぎやすくなることはよく知られています。その期間は、排卵後から大体生理前1〜2週間くらい。

生理後は、美肌の味方、女性ホルモンのエストロゲンが分泌されます。エストロゲンは皮膚にあるエストロゲン受容体と結合し、コラーゲンやヒアルロン酸の生成を促すことで肌の水分量が増え、ハリやツヤを高めてくれます。いわば「美肌ホルモン」のおかげでいい肌状態に落ち着く人が多いものの、生理前は黄体ホルモン（プロゲステロン）が増えることで毛穴が詰まりやすく、ニキビができたり、肌荒れをすることがあります。シミの原因であるメラニンの生成も促進されるなど、黄体ホルモンは美肌のジャマをしてしまうのです。

そこで私が提案したいのは、ホルモンに左右されがちな生理周期に合わせて、スキンケアを変えること。ただ、生理の度にすべてのスキンケア用品を変えるのはなかなか難しいですよね。そこで、スキンケアの成分をポイントに「生理前・生理中・生理後」と1か月の生理周期に合わせたおすすめスキンケアをまとめてみました。

生理前 皮脂が増え、毛穴が詰まってざらつき、ニキビができやすくなります。メラニンの生成も促進されるので、シミや肝斑《かんぱん》の悪化にも注意。**こまめに日焼け止めを塗って、紫外線をカットしましょう。保湿は油分を控えめ**に。毛穴を詰まらせないノンコメドジェニック[*17]（毛穴に皮脂や角栓、メイク汚れが詰まった状態にならないようにするスキンケア用品のこと）の化粧水やクリームをこの時期は私も使っています。その他、詰まりを取るピーリング作用のある洗顔・化粧水などを使う、皮脂を抑える役割を持つＶＣを朝に使うのもおすすめです。

生理中 血行が悪くなり、乾燥しやすく、刺激に敏感な時期です。この期間は、肌の調子がイマイチだからといって、**新しいスキンケア用品を使い始めるのは避けましょう**。肌がかゆくなりやすい人はとくに保湿に徹すること。保湿はセラミド、ヒアルロン酸などが配合された化粧品を使い、皮脂を取るアイテムは、この時期はお休みを。

生理後 生理前のトラブルが改善し、肌の調子がいい時期です。エストロゲ

ノンコメドジェニック*17
ラロッシュポゼ エファクラ モイスチャー バランス ローション／ラロッシュポゼ　¥3,520
ラロッシュポゼ　保湿ジェルクリーム　エファクラ マット／ラロッシュポゼ　¥3,520

ンの分泌で潤いも増して肌の状態も安定するので、**新しいアイテムを試すならこの時期からがおすすめ**です。

40代後半以降の人も生理周期と無関係ではありません。日本女性の閉経の平均年齢50歳から逆算すると、45歳頃から女性ホルモンが激減する「プレ更年期」と呼ばれる時期に当たります。生理がある人もホルモンのバランスが崩れ始めるため、肌にも影響が出てきます。全体的にターンオーバーが落ちて女性ホルモンのエストロゲン減少によりコラーゲンも減るため、肌や髪のツヤ、潤いが失われ、だんだん乾燥に傾きがちに。代謝を促すVAのスキンケアは使いつつ、美肌・新常識14でもご紹介した**ペプチド**[*15]をプラスアルファとして取り入れるのも、しわ対策にはおすすめです。

閉経前後の方は、75〜77ページでお伝えした、40〜50代以上の人向け「年代別のおすすめケア用品」を参考にしてください。

美肌・新常識

19

ビタミンCは「塗る＋飲む」が効果的

美肌・新常識12では、VCの入ったスキンケア用品は皮脂を抑える効果アリとして、毎日のケアの仲間入りをおすすめしました。そして30代以上の人におすすめしたいのが、**VCは「塗る」に加えて「飲む」習慣を持つこと**。抗酸化力の高いVCには、次のような効果があり、さらに美肌効果が高まるからです！

飲むメリット

・体内の老化や酸化を防ぐ
・免疫力を高める
・鉄分の吸収を高める
・血管を強くする
・倦怠感を改善し、疲労回復を早める

塗るメリット

・シミの原因のメラニンを抑制する
・コラーゲンの生成を促進する
・皮脂を抑制して、毛穴を引きしめる
・抗酸化作用で肌の老化やトラブルを改善できる
・肌にダイレクトに届けられる

いかがでしょうか。夏の紫外線ダメージによるシミ・くすみにもよし、皮脂を抑えて毛穴の開き・黒ずみ改善にもよし、ニキビができやすい肌の改善、コラーゲンを増やしてハリをアップさせる……等々、使わない理由が見当たらないくらいです。

とくに「夕方を過ぎると肌がくすむ」という人は要注意。皮脂やメイクの油分が混ざり、肌の上で酸化している状態です。酸化＝サビ、サビ＝老化です！ＶＣを「塗る＋飲む」ことによる抗酸化力が効果を発揮します。

ちなみに、「ＶＣは朝塗ってはいけない」という都市伝説がありますが、それは間違い。おそらく「朝に柑橘《かんきつ》系の食べ物を摂ると、シミの原因になる」という説から派生したようですが、**塗るＶＣは朝こそ塗るのが重要**です！　その理由は、日中の活動を通じてどんどん出てくる皮脂とその酸化を抑えるには、朝塗ったＶＣが活躍してくれるから。私も朝は必ず63ページで紹介したＶＣを塗るようにしています。

つまり、**皮脂を抑えてサビから守るのが「塗るVC」。体の中のサビをなくすのが「飲むVC」**。体内で作り出すことができないVCは、「塗る＋飲む」の両方からのアプローチが有効！　と覚えておいてください。

また、紫外線を浴びた後に「肌がくすんでいる気がする」「透明感がなくなった」「シミ・そばかすが気になる」という時に私は「塗るVC」として、VC誘導体の医療専売品「**Cリンクエッセンス／ビューティフルスキン**」[*10]を使っています。水溶性と脂溶性両方の特性を生かした両親媒性でVC・VE（ビタミンE）誘導体と、抗酸化作用の高い成分が配合されています。

「飲むVC」に関して私が愛用している製品に関しては、99ページで紹介しているので、合わせて参考にしてくださいね。

美肌・新常識

20

目の下のクマは3種類。ケアはそれぞれ異なります

疲れて見えたり、老けて見えたり。目の下にできるクマに悩まされている人は多いですね。

年代問わずできるクマ、老化によってできるクマなど、じつはクマにも種類があるのはご存じでしょうか？　クマは次のように、**青クマ、茶クマ、黒クマ**の大きく3種類に分けられます。

青クマ

原因 毛細血管の血流が滞って、透けて見えている状態。もともと皮膚が薄い人や、血行不良が原因です。睡眠不足、冷えでも悪化します。

改善策 日常生活から全身の血液循環をよくする対策を。十分な睡眠をとる、シャワーではなくバスタブに浸かる、適度な運動をするなどを心がけて。

茶クマ

原因 色素沈着による茶色っぽいクマのこと。アイメイクをする時、オフする時にこすることによる刺激が原因になりやすいと言われています。

改善策 メイク時はもちろん、日常でも目のまわりはこすらないよう「ミニマムケア」を心がけましょう。メラニン色素が原因なので、紫外線カットや美白ケアで対策を。美容皮膚科で処方されるＶＣの内服（飲み薬）や外用、ハイドロキノン（美肌・新常識22）の外用などがおすすめです。

黒クマ

原因 肌のたるみによる影。加齢で皮膚が緩み、眼窩脂肪（目の下のふくらみ）が出てくると目立ちやすくなります。

改善策 レチノール化粧品（美肌・新常識14と15）のほか、美容医療によるコラーゲンを増やす「肌育」施術（美肌・新常識30）がおすすめですが、なかなか改善しない場合は、形成外科による手術（脂肪の除去）が近道です。

いずれのクマも美容皮膚科での受診、診断をおすすめしますが、青クマと茶クマに関しては、自分で見分けることもできます。クマができている部分を少し引っ張ってみると、**色が薄くなる場合は青クマ。引っ張っても色が変わらない人は茶クマです。**

黒クマは老化によるものなので、肌のたるみから根本的にアプローチする必要があります。更年期前後の年代の人はとくに、女性ホルモンの減少の影響で骨密度の低下が始まります。顔の骨が萎縮すると肌がたるみやすくなりますし、進行すると骨粗しょう症にもつながります。日常ではウォーキングなどの適度な運動をしたり、骨の材料となるカルシウムの吸収をサポートするビタミンD（以下VD）を含む食べ物を積極的に摂るなど、予防と対策を心がけてください。

ちなみに私の場合は、週1回ジャイロトニックというエクササイズのスタジオに通い、前項でお話しした「飲むVC」と「骨密度対策のVD」が一度に摂取できる一石二鳥の**C＋Dのサプリメント**[*18]を摂るようにしています。体内に届きやすい「リポソーム化」技術で生まれたサプリです。10代～30代の人もいずれ訪れる変化に備えて、コツコツVA貯金（美肌・新常識14）をしておきましょう。なぜなら肌の奥に入り込む紫外線のUVA（美肌・新常識2）がコラーゲンを破壊し、肌のハリが失われてたるみ、黒クマの原因に直結するからです。どの年代の人も適切なケアで「クマ知らず」を目指しましょう。

C+Dのサプリメント＊18
Lypo-C Vitamin C+D　／Lypo-C
¥8,964（30包入）

あなたの肌のくすみの原因は、糖化かも？

糖質の摂りすぎによる「糖化」という言葉を聞いたことがあるでしょうか？　糖化とは体の中でタンパク質や脂肪が余分な糖と結びつくことです。**肌の老化の原因は「酸化」が7割、「糖化」が3割**であると考えられています。

この糖化が原因で、健康な人の肌色と比べると顔が黄色くくすむ、いわゆる「黄ぐすみ」を起こしている人がいます。ある日突然なるわけではないので黄ぐすみは自分ではわかりにくく、**自覚していない人がほとんど**でしょう。当院の患者さんのケースでは、肌診断を受診した際に以前の顔色と現在の顔色を比べた時に「あれっ、前の顔色は黄色い!」とはじめて気づく場合がほとんどです。黄ぐすみは、食生活のほか、老化による水分不足から起こることもあります。「顔色が暗く冴えない」「疲れて見える」など、美肌から遠ざかってしまうので要注意！　顔色をカバーするためにファンデーションの減りが早いという人は、糖化を疑ってみる必要があるかもしれません。

改善策は、まずは糖質を摂りすぎないこと。甘いものやパスタなどの麺類、脂っこいものは控えるなど、食生活から見直していきましょう。酸化と糖化は切っても切れない関係のため、抗酸化作用の強い高濃度のVC点滴を定期的にするのもおすすめです。黄ぐすみの原因の活性酵素を抑制する働きがあるので、気になる人はご相談ください。くすみが取れると、血色のいいピンク色の肌トーンに戻っていきますよ。

第3章
美容皮膚科と皮膚科の新常識

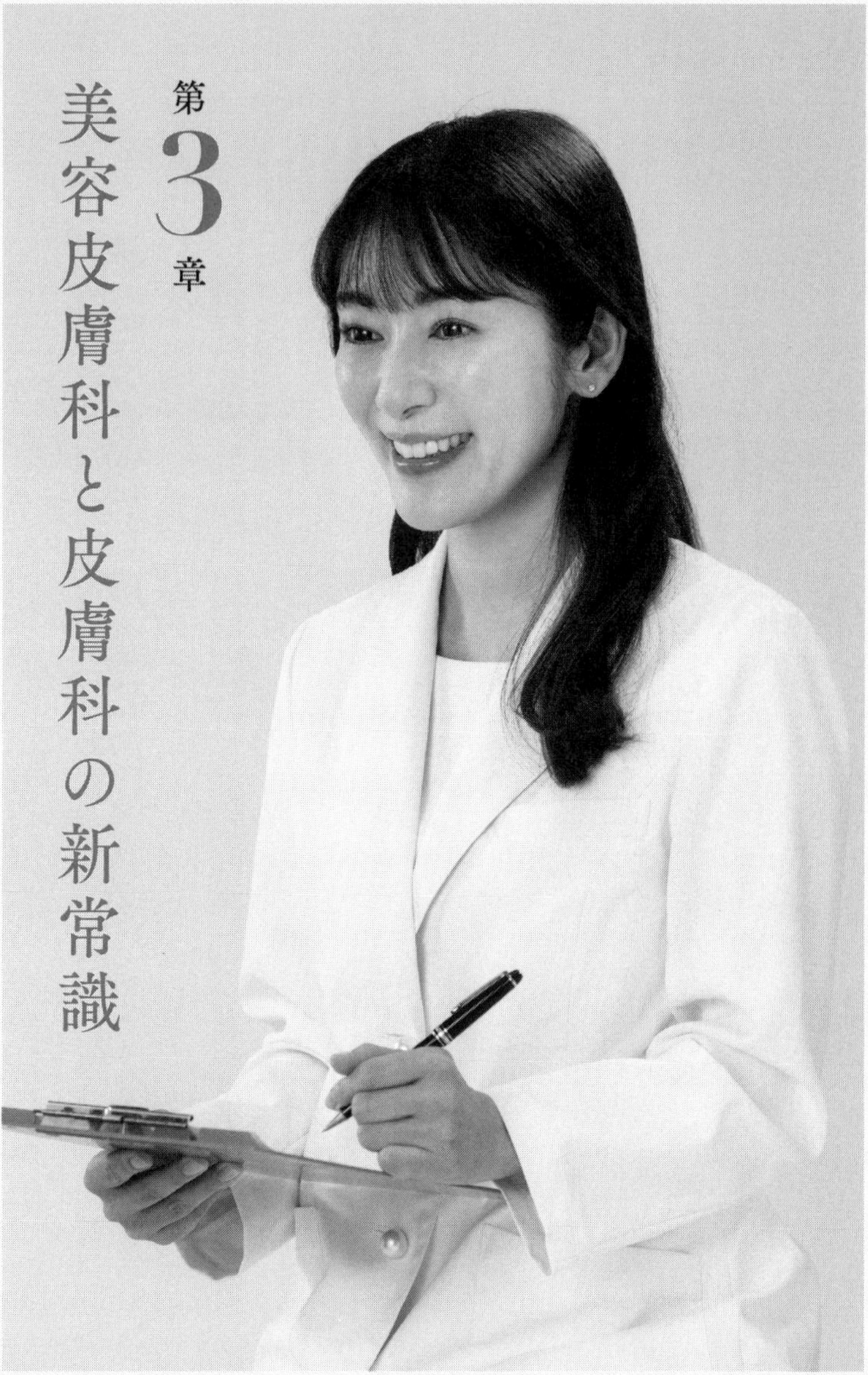

美容皮膚科と皮膚科はどう違う？

私は一般皮膚科と美容皮膚科のクリニックの院長として、また皮膚科専門医として、どちらの診療も行っています。美容皮膚科というと以前は「美容にこだわるセレブの人が通う場所」というイメージが強かったのですが、最近はその裾野も広がり、気軽に肌のお悩み相談に来られる人が増えています。とはいえ、美容皮膚科は行きにくいと感じられる方もまだまだいらっしゃるでしょう。そこで本章では、みなさんがまだご存じない美容皮膚科に関わる美肌・新常識を中心にご紹介します。同時に知っていただきたい皮膚科領域の美肌・新常識もお伝えします。美肌・新常識21〜30までが美容皮膚科領域、31〜33が皮膚科領域のお話です。

美容皮膚科はシミやしわ、毛穴、美白のほか、治療が難しいニキビやニキビ痕、薄毛などの悩みを解決。より美しくなりたい人の願いを叶えることを目的にしています。自由診療となるので費用は全額自己負担です。

一方の皮膚科は、一般的な皮膚の病気に対応します。保険診療なので健康保険などの公的医療保険が適用されます。皮膚科は命に関わる病気が少ないことから軽視されがちですが、「もっと早く受診すれば良かった！」というケースは多く、肌にトラブルがある人はぜひ積極的に利用してください。

クリニック選びは、当院のように皮膚科と美容皮膚科の両方を併設しているところを探すのがおすすめです。一人ひとりの肌悩みに対して皮膚科専門医としての診療はもちろんのこと、必要に応じて美容皮膚科の知見に基づいたスキンケアのアドバイスも受けられます。美容医療に躊躇《ちゅうちょ》されている人の初めの一歩としても、より安心していただけるのではないでしょうか。

美肌・新常識

21

どこよりも詳細な肌診断ができるのは美容皮膚科だけ

美容皮膚科と皮膚科について、もう少しくわしく掘り下げて説明していきましょう。前ページでもお伝えしましたが簡単にまとめると、美容皮膚科は美肌を目指す治療を行う自由診療、一般皮膚科は皮膚疾患の治療を行う保険診療となります。

たとえばニキビは「尋常性ざ瘡《そう》」という皮膚疾患。皮膚科で保険適用の治療を受けることができます。ただし治療後の赤みやニキビ痕については「疾患」

には当てはまらないため、美容皮膚科での治療となるわけです。

「美容皮膚科を身近に感じていただきたい」「肌にまつわるコンプレックスから解放されていただきたい」という思いから、本章では主に、まだ一般には知られていない美容皮膚科でできる治療に重点を置いてご紹介します。

多くの人に美容皮膚科の受診をおすすめしたい大きな理由のひとつは、**どこよりも詳細な肌診断ができること**。当院では「ネオヴォワール」というクリニック用の肌診断機をメイクオフした状態で使い、その人の肌の問題点を「見える化」します。正面と両側面の3方向から撮影して、肌の表面だけではなく、内部で起こっていることもより細かく分析することができるのです。

この肌診断機でわかることは、次のとおり。

- **肌年齢**
- **メラニン量（シミ、くすみ、肝斑）**

・赤み（血管拡張）
・しわ
・毛穴開き
・毛穴詰まり
・同年齢との比較
・治療経過

この機械で肌診断を受けた患者さんは、ほとんどの人が自分の肌の状態にショックを受けます。現在のメラニン量から肌に潜む隠れジミやしわがわかったり、**同年齢の肌との比較ではほぼ全員が「現年齢よりもプラス肌」という結果が出ます。**血管の状態も「見える化」できるので、「皮膚に炎症が起きている」「血管が開いている」などの箇所は肌の赤みとして詳細な判定をすることが可能です。そういった現実を目の当たりにすることで、一人ひとりに合った施術や対策、予防をすることができるのです。ちなみに当院の肌診断は2200円で受けられます。

クリニックを開業して機械を導入した際、私も自分の肌診断を行いました。結果はマイナス2~3歳でした。決して自慢をしたいわけではありません。本書で紹介していることをコツコツと実践してきた証と自負しています。通院される患者さんも、施術やケアを通して肌年齢が次第に若返っていく過程を一緒に見ていくことができるので、この肌診断が努力のモチベーションになっていると感じます。

すでに現れてしまった症状、病気の治療を行うのは皮膚科が得意とするところ。美容皮膚科では自分の肌状態を客観的に知ることで、「予防」の観点からアプローチができることをぜひ知っておいてください。ニキビひとつとっても、一度できてしまったものを元通りにするには、時間もお金もかかります。だからこそ、美容皮膚科を利用した予防を推奨いたします。

美肌・新常識

22

皮膚の漂白剤 ハイドロキノンは 美白の近道

「ハイドロキノン」とは、シミやそばかす、色素沈着を薄くする効果がある塗り薬のこと。メラニン色素の生成を抑制してシミができないようにすることから、「**皮膚の漂白剤**」とも言われています。

美白効果が高いことで知られるハイドロキノン。その効果の強さから愛用する人も多いのですが、美容や美白ケアにくわしく、こだわっている人ほど注意が必要な点があります。

それは美白を目指すあまり、長期間使用してしまうということ。効果があるので使いたくなる気持ちはよくわかるのですが、**高濃度のものを長期使用することで肌の色が抜けてしまう「白斑《はくはん》」という副作用が出ることがあるのです！**

メラノサイト（色素細胞）は紫外線から皮膚を守るためにメラニン色素を生成しますが、その減少・消失により、皮膚の色が白く抜けていってしまうのです。

短期的な使用でもアレルギー反応によって肌がかぶれることも。美容皮膚科で処方され、ハイドロキノンの塗り薬を使っている人は、2〜3か月に一度、定期的に受診をしてください。医師の診療のもと、使用期間は長くても半年以内で一度休薬することが推奨されています。

美容皮膚科で処方されるものは医療専売品になりますが、美白を目的とした市販のスキンケア用品にも配合されている場合があります。医療専売品よりは成分はかなりマイルドですが、「美白にいいから」とすぐに飛びつかないことが大切。使用前にハイドロキノンが入っているかどうか成分をしっかりチェックしましょう。

医療専売品であれ、市販品であれ、ハイドロキノンで大切なのは「使い分ける」ことです。たとえば夏の間、かなり日焼けをしてしまった場合。冬までの半年間はハイドロキノンを使用し、以降はお休み期間としてハイドロキノンなしの美白成分アイテムを使うなど使い分けましょう。

もちろん私も実際にハイドロキノンを使ってみました。ハイドロキノン単体でも十分に美白効果を発揮しますが、その導入剤となる最も強いVA誘導の「トレチノイン」を使うと、美白効果がさらに増強します。ハイドロキノンと併用することによって、老人性色素斑や肝斑、炎症性色素沈着などを薄くする効果があります。ただしほくろやイボ、茶アザには効果が出ないので、医師に相談してください。

美白のための超強力な短期集中プログラムなのですが、その過程では私も赤く皮むけをしました。皮むけが起こるのは、皮膚の深い層にあるメラニン色素を外に追い出すため、ターンオーバーを促しているからです。

患者さんにご案内するに当たって自分でも試そうと思い、スタッフも巻き込んで試したのですが、身を削って試した甲斐あって、高い美白効果を実感。スタッフも肝斑やシミが薄くなり、肌診断を見るとメラニンがほとんど一掃され、少なくなっていることがわかったのです。シミのほかにも皮脂の分泌を抑え、ハリや小じわを改善し、皮膚をみずみずしくする効果も期待できます。

この原理を利用したスキンケアが、当院ではとても人気です。超短期間の使用に限りますが、ハイドロキノンは美肌の近道になります。だからこそ正しい知識で使い分けることによって、副作用知らずの効果を実感してほしいと思います。

美肌・新常識

23

ハイフ（HIFU）は医療行為。エステで受けるのは厳禁

ハイフ（HIFU）とは、たるみのリフトアップ治療として知られている医療用マシンのこと。

HIFU（高密度焦点式超音波）を利用して、SMAS筋膜（表情筋層の中でも、最も深い層）にまで熱エネルギーを与えることで、肌のたるみを引き締める施術です。わかりやすく言うと、虫眼鏡で熱を一点に集め、気になる部位を焼き縮めることによって、リフトアップさせるのです。ステーキを焼いた時も肉は

ギュッと縮まりますよね。同様の原理で、効果的に熱を加えることで引き締まるというわけです。顔のたるみやほうれい線、しわ、二重アゴ、リフトアップにお悩みの人におすすめの施術です。

当院をはじめ、美容皮膚科に導入されているのは、**医療用の高性能ハイフ**です。あくまでも医療行為による施術なので、医療機関でのみ使用できます。万が一トラブルが起こった際でも、適切な処置を取れるので安心してください。

このハイフ、じつはエステサロンにもあります。けれど医療用マシンとはまったくの別ものです。そもそもハイフは医療行為のため、経験豊富な医療従事者による取り扱い以外は認められていません。つまり、**医師不在のサロンで行うことは、本来は違法**なのです。

それでもなぜエステでハイフ施術を行う人が後をたたないのかといえば、一回分の施術料がエステのほうが美容皮膚科よりはるかに安価だからでしょう。

当院では顔のハイフ施術は初回88000円ですが、エステだと大体この10分の1くらいの費用ではないでしょうか。安さの理由は、エステにあるハイフは出力が弱い美容用マシンだから。効果の持続も短いので、肌悩みを改善するためには、何度も通う必要が出てきます。一度の施術で深層のSMAS筋膜までアプローチできるのは、医療機関のハイフだけです。

実際にエステのハイフ施術で火傷《やけど》をしたり、神経損傷を起こしたなどのトラブルも数多く報告されており、消費者庁からは長年にわたって注意喚起がされています。しかしなかなか実情が広まらず、多くの人は正しい知識を持たないまま安価な施術を選んでしまうようです。実際に当院にも「エステのハイフ施術で火傷をしてしまった」という患者さんがいました。

確実にしっかりと効果を出したい方には、やはり医療用のハイフがおすすめ。クリニック導入の際に何種かのマシンを連続で試してみたところ、施術中は独特の違和感がありましたが、我慢できないほどの痛みはありませんでした。

これは笑い話なのですが、私の場合はもともと頰がコケ気味であるのに加えて短期間で複数回行ったため、ハイフの効果がありすぎて、一層顔がコケてしまったのです。「これ以上続けると、幸薄そうな雰囲気になってしまう！」と思い、途中でリタイアしたほど。でも、ということは引き締め効果がすごいんだなと実感できた次第。ちなみに、二重アゴに悩んでいたスタッフは、「やって良かった！」と大喜びでした。

そんな私の人体実験の結果（笑）、最も痛みが少なく、効果のあるマシンを厳選して置いていますので、興味のある方、「オペや糸を入れるリフトアップ施術は怖い」という方は、ぜひ一度、美容皮膚科で体験をしてみてください。

美肌・新常識

24

シミは種類によって治療法が異なります

「美容皮膚科を受診したキッカケはシミ取り」という人は多くいらっしゃるでしょう。受診してはじめて、自分のシミの種類が何だったのかを知りましたという患者さんも大勢います。なぜなら美容皮膚科では、**シミの種類によって、治療法も施術に使うマシンも異なってくる**からです。ですから自分のシミの種類を知るには美容皮膚科での肌診断が確実です。ここでは代表的なシミ4種類をまとめてみました。

老人性色素斑

名称だけ聞くとドキッとしますが、紫外線が原因でできる最も一般的なシミのこと。別名「日光性色素斑」とも呼ばれ、紫外線を長年浴びた人ほどできやすく、さらに増えたり、色が濃くなったりすることも。予防は、日焼け止めなど、３６５日休みなしの紫外線対策。

肝《かん》斑《ぱん》

女性を悩ます厄介なシミ。頬骨のあたり（左右対称に）や額、口の周辺にできるモヤモヤしたシミ。原因は女性ホルモンバランスの乱れや、肌をこする摩擦や刺激。肝斑と気づかず強めのレーザー治療を受けると悪化することがあるため、医師による診断が必須。再発することもあるので、治療には根気と努力が必要。予防は肌を触る回数を減らすミニマムケアを推奨。

炎症後色素沈着

ニキビや傷、かぶれなどの炎症が治った後に生じる褐色の色素斑。時間の経過とともに回復することが多いものの、ターンオーバーが滞るとそのまま残ってしまうことがあります。予防は、セルフケアや施術によるピーリングで代謝を上げること（美肌・新常識16）。

雀卵斑《じゃくらんはん》

いわゆる「そばかす」のこと。子どもの頃から頬や鼻、目のまわりに出るため「遺伝によるもの」という説も。ただしくわしい原因は解明されていません。

この代表的な4つのほかにも多いのは、「ADM」（後天性真皮メラノサイトーシス）というシミ。見た目は一般的なシミや肝斑、あるいはそばかすのように両頬左右対称に出ることもあるため間違われやすいのですが、皮膚の深い部分（真皮）に生じること、また20代以降にできることなどからＡＤＭかどうかを診断します。ＡＤＭだった場合は皮膚の深層部分へのアプローチが必要なので、治療はレーザー治療の中でも、ピコレーザーが有効。内服薬や外用薬では改善しません。ちなみにイボやほくろについては、炭酸ガスレーザーの治療が有効です。

ひと言で「シミ」と言っても、これだけの種類や治療法があることがおわかりでしょうか。安易に自己判断すると、間違った治療で時間やお金をムダにすることになります。シミ取りが一般的になったとはいえ、やはり美容皮膚科の受診、専門医によるカウンセリングで、正しい治療法を選択することが大切です。もちろん地道なセルフケアもお忘れなく。

美肌・新常識

25

そのシミが治らない原因は「隠れ貧血」です

美容皮膚科でシミを消す施術を受けているのに、「色素沈着がなかなか改善しない」「治りが遅い」という人はいませんか？　もしかするとターンオーバーに必要な血液がしっかり作られていない「隠れ貧血」が原因かもしれません。肌の問題ではなく、体のほうが貧血を起こしていないかどうか、一度疑ってみる必要があると思います。

食生活の乱れやストレスの負荷、そして生理がある年代の女性の場合はとくに貧血になりやすいと言われています。患者さんの中にも該当する人が時々いらっしゃるので、「一度採血をして、貧血が隠れていないかどうか、血液検査の結果を持ってきてください」とお願いすることがあります。逆の言い方をするならば、**貧血が改善することで、シミが治りやすくなる**とも言えるでしょう。

時々立ちくらみがする、ふらつく、階段を昇ると動悸息切れがある……などの自覚症状がある人は、医療機関で保険適用の検査が受けられますので、ぜひ受診してみてください。

ニキビくらいでは病院に行こうとは思わなかったという人が少なくないように、貧血も少しふらつく程度だから大丈夫、と受診まではしていないという人は多いのではないでしょうか。貧血が続くと血液が全身に運ばれにくくなることから、重篤な病気につながるおそれもあります。

美容の観点から見ても、シミが消えにくいだけではありません。血液がうまく作られないことで、髪や爪にも栄養が行き渡らなくなるため、抜け毛や薄毛が目立ったり、ハリやコシがなくなり、潤い不足からパサパサになったり、白髪が増えたり。爪が折れやすい・欠けやすい・変形するというケースも。それらも貧血が原因である場合が考えられるのです。

隠れ貧血があった人は、まずは食生活から見直していきましょう。そもそも、毎日しっかり食べていますか？　貧血の原因として多いのが「鉄分不足」ですから、良質な動物性タンパク質（肉、魚、卵、乳製品）をはじめ、鉄分の吸収を高めるビタミンC（野菜、果物、芋類）や赤血球を作る緑黄色野菜などをしっかり摂ること。血液を作る働きを持つビタミンB群（納豆、まぐろ、レバー、ほうれん草）なども積極的に摂ってください。紅茶やコーヒー、緑茶、ウーロン茶など、タンニンを含む飲み物は、食事中や食後に摂ると鉄分の吸収を悪くするので注意が必要です。

できれば3食の食事から摂取することが望ましいのですが、仕事や子育てなど、ハードな生活でそれが難しい人は、鉄分やビタミンなどのサプリメントを上手に取り入れてください。

シミが治らない人の内側の原因として、貧血のほかには「代謝が悪い」「血流が悪い」ということもあります。その場合は、漢方によるアプローチもおすすめです。

美肌というと、スキンケア用品に頼ったり、レーザーでシミを消せばいいと思ったり、つい外側の解決を考えてしまいがちですが、**皮膚は臓器の一部であり、肌の状態は血液や内臓など、内側の状態を表します。**貧血を侮らず、まずは食生活から、インナーケアを行っていくことを心がけてください。

美肌・新常識

26

しわが気になる人、ボトックス注射は必要経費です

ボトックス注射とは、ボツリヌス菌が作り出す毒素の一種であるタンパク質を、肌に直接注入する施術のこと。このタンパク質は、表情筋を収縮する物質をブロックする働きがあります。つまり、表情筋をあえて動かしにくくする効果があるということ。毒素といってもボツリヌス菌の菌体やその成分は含まれないので安心していただきたいのですが、この成分を注入することによって、**眉間やおでこなど、知らず知らずのうちに刻まれるしわができにくくなる**とい

うしくみです。ちなみにほうれい線のしわに対しては、ボトックスは効果がありません。ほうれい線はハイフや高周波、ヒアルロン酸注入などでのリフトアップが効果的です。

ボトックス注射は、食いしばりや歯ぎしりなどでエラが張ってしまった人の小顔対策、皮脂が多くテカリやすく毛穴が目立つ人の皮脂抑制と毛穴改善、汗をかきやすい人の多汗症、臭い対策にも効果があります。ただ本項では、お悩みの多いしわを中心に、ボトックスのお話をしたいと思います。

しわは加齢や乾燥などの原因だけではなく、もともと眉間にしわを寄せるクセがある視力が低い人や、リアクションが大きく表情豊かな人も、じつはしわにつながりやすいのです。また高齢の男性で、眉間が盛り上がっている人を見かけることはありませんか？　それも表情筋の鍛えられすぎが原因です。

ボトックス注射は、私も20代の時から時々自分で打っています。と言うと「えっ、自分で！」と驚かれてしまうのですが（笑）、じつは私、勉強や読書の時、眉間にしわを寄せてしまうクセがあるんです。自分では無意識だったのですが、ある時、「気づいていないと思うけど、あなたいつも眉間にすごいしわを寄せているよ」と指摘されたことがキッカケでした。「なんとかしなきゃ!」と、以来自分でもボトックス注射を打つようになったというわけです。

私の場合は眉間のほかに額、様子を見ながら首にもボトックス注射を打っています。首に打つのは、顔を下に向けて引っぱっている筋肉の部分で、「イー」と口を横に広げた時に力が入るところ。ここをゆるめてあげると頬が引き上がり自然とリフトアップするのでおすすめです。

ボトックスの効果が出るのは打った直後ではなく、1~2週間後です。たとえば眉間に打った場合、しわを寄せるクセが無意識に出た時も肌がピンと張っているため、寄せたくても寄せられないという状態になり、効き目を実感します。ただ効果が持続するのは約4~5か月。体内の代謝によって薬の成分は徐々に消え、また元のように動くようになってしまうため、患者さんにもボトックス注射は「半年に1回」のスパンで打つことをおすすめしています。

注射を打つのは皮膚から深さ数ミリくらいのところ。刺す時の痛みは一般的な注射と同じくらいです。自分で効果をわかりやすく感じることができるため、気に入ってリピートする患者さんが大勢います。

当院に取り入れているのは、アラガン社のボトックス注射です。眉間および目尻の表情じわに対して、国内で唯一厚生労働省の認証を取得している薬剤です（2024年1月現在）。当院では眉間の場合、1回30800円。年2回打つとして、ひと月にならせば約5000円程度の負担です。

しかし中には承認を得ていない、安価なボトックス注射も出回っているので要注意。「効きや持ちが悪かった」という声も、患者さんからよく聞きます。直接皮膚に注入するものなので、どんな製剤を使っているのかは気をつけたいもの。安全かつしっかり効果を出したいのであれば、「ひと月5000円は必要経費」とも言えるのではないでしょうか。

美肌・新常識

27

どうしても治らない毛穴の黒ずみは産毛かも!

美肌・新常識12では、毛穴のトラブルに必要な成分を補うセルフケアについてご紹介しました。ここでは、多少お金をかけてもより早く確実に解消したいという人、セルフケアでは改善が難しい人について、美容皮膚科でできる毛穴トラブルの解決法についてお話ししましょう。

美容皮膚科では、代表的な次の3つの毛穴のトラブルについて、それぞれ適切な施術を行っています。毛穴の種類もそれぞれ。まずは美容皮膚科を受診し、自分の毛穴の状態を把握しましょう。

開き毛穴

皮脂の過剰分泌が原因になっていることが多く、Tゾーン（額と鼻）や皮脂の多い部位、脂性肌の人に多く見られる悩み。

たるみ毛穴

加齢により、肌のハリや弾力が失われることで肌が萎縮し、毛穴の落ち込みが目立ってしまう状態。

凸凹毛穴

ニキビによって肌の真皮層までダメージが加わり、毛穴がクレーターのようになった状態。みかん肌とも言われる。

毛穴のトラブルで私が美容医療で実践しているのは、エイジングケアに効果があるピーリングの「ミラノリピール」（82ページ）。私は一度の施術でも肌がツルッとなり、ハリも出たのでおすすめです。1〜2か月に一度くらいのペースで行うことで、くすみも取れて顔色も明るく、化粧のりも良くなっていきます。

そして**鼻周辺にできる黒ずみで角栓と間違えやすいのが「産毛」**です！　産毛が濃い人の場合、毛穴の汚れとカン違いしてしまい、「頑張って取ろうとしているのに改善しない……」ということがよくあります。

その場合は、幅広い波長の光を照射できる「IPL光治療」で顔脱毛を行います。シミやそばかす、産毛ではない毛穴の悩みにも対応する人気の施術で、産毛も徐々に少なくなっていきます。

毛穴はもともと肌にあるもの。完全になくすことは難しいのですが、開きや詰まりが気になる人は、月1回くらい、定期的な施術を重ねることで改善されていくので、ぜひ美容皮膚科を受診してください。

顔の中でも皮脂が多い部分はどうしても毛穴に汚れが溜まりやすく、放置すると酸化して炎症を起こし、毛穴のトラブルにつながりやすくなります。よりいい肌状態をキープするには、毎日のスキンケアも怠らないことが肝心です。

美肌・新常識

28

美容施術は最低半年前からのスケジュールを

当然のことながら、美容医療施術は魔法ではありません（笑）。…なのですが、患者さんの中には時々「来月結婚式なので、それまでにシミを治してください」とか、「2週間後に息子の結婚式があるので、きれいにしてください」など、なかなか難しいお願いをされる人がおられます。

もちろんできるだけ叶えて差し上げたい気持ちは山々なのですが、時間がなければないほど、できることも限られてしまうのが現実です。**目標とされるイ**

ベントが決まっている人は、最低でも半年、理想は1年前スタートぐらいの余裕をもったスケジュールで臨んでいただきたいなと思います。

「そんなに前から？」「そんなに時間がかかるの？」という声が聞こえてきそうなのですが、半年〜1年という期間にも、じつは理由があります。とくにシミ取りの場合、5月〜9月に行うのはNG。理由は、せっかく施術をしたのに紫外線が多い時期のため、色素沈着が起きやすいから。レーザーなどによるシミの治療は本来は秋冬から始めるのがおすすめです。

そのほかの顔の肌質改善治療にしても、当院では**「月に1回×5〜6回」をワンクール**としています。スキンケア用品から変えていくにしても、人によっては合う・合わないがあります。本書でおすすめしているVA化粧品（美肌・新常識15）にしても、効果が出てくるまでには3〜4か月ほど要します。

美肌の道はダイエットと同じ。短期間で望むすべてが叶うわけではありません。決まった目標がない方の場合でも、風邪の回復と同じくらいで治るというイメージを持っている人が少なくありません。でもそれは間違った思い込み。焦らず、医師と二人三脚で改善していきましょう。

私が自分で立てている年間の美容医療スケジュールをまとめてみました。よろしかったら参考にしてくださいね。

私の美容施術年間スケジュール

1月

・肌育治療スネコス

（美肌・新常識30。小じわ改善、ハリツヤアップ、潤いキープ）

・PICOトーニング＋ポレーション

（レーザーによるシミ取り＋有効成分を肌の奥に浸透させるくすみ対策）

2月

・肌育治療スネコス

（美肌・新常識30。小じわ改善、ハリツヤアップ、潤いキープ）

3月

・PICOトーニング＋ポレーション
（レーザーによるシミ取り＋有効成分を肌の奥に浸透させるくすみ対策）

・PICOフラクショナル＋ポレーション
（毛穴対策、ハリツヤアップ＋有効成分を肌の奥に浸透させるくすみ対策）

・POTENZAダイアモンドチップ
（高周波を照射するたるみ治療）

4月

・ミラノリピール＋PICOトーニング
（82ページ。毛穴の詰まりと肌質改善＋レーザーによるシミくすみ対策）

・眉間＆額のボトックス
（美肌・新常識26。しわの治療と予防に）

5月

・ミラノリピール
（82ページ。毛穴のつまりと肌質改善）

・肌育治療ジュベルック

（美肌・新常識30。毛穴の改善、ツヤ肌に）

6月

・ミラノリピール

（82ページ。毛穴の詰まりと肌質改善）

・肌育治療ジュベルック

（美肌・新常識30。毛穴の改善、ツヤ肌に）

7月

・POTENZAニードルRF

（コラーゲンの生成や皮膚再生を促進。毛穴対策・ハリツヤもアップ）

8月

・眉間&額のボトックス

（美肌・新常識26。しわの治療と予防に）

・ハイドラジェントル

（ウォーターピーリングマシンによる毛穴詰まり解消）

9月

・ミラノリピール＋PICOトーニング＋ポレーション

（82ページ。毛穴の詰まりと肌質改善＋レーザーによるシミくすみ対策

＋有効成分を肌の奥に浸透させるくすみ対策）

10月

・PICOトーニング＋ポレーション

（レザーによるシミ取り＋有効成分を肌の奥に浸透させるくすみ対策）

11月

・POTENZAダイアモンドチップ

（高周波を照射するたるみ治療）

・PICOフラクショナル＋ポレーション

（毛穴対策、ハリツヤアップ＋有効成分を肌の奥に浸透させるくすみ対策）

12月

・レチノールピール

（ターンオーバーの促進。

皮むけするので年末の休みの期間にするのが通例）

・眉間&額のボトックス

（美肌・新常識26。しわの治療と予防に）

美肌・新常識

29

抜け毛、薄毛、ハリツヤ。髪の悩みも美容皮膚科で解決できるんです

肌はツヤピカなのに髪はハリツヤなしのバサバサ……。肌ばかりケアしても、「顔の額縁」とも言える髪の状態がイマイチでは、老け見えしてしまって残念です。

「髪の悩みは美容院で」と考える人は多いのですが、**じつは美容皮膚科でも、髪質改善や治療ができます**。実際、薄毛などの深刻な髪のお悩みを持つ人ほど検索して調べてくださり、美容皮膚科にたどり着いた、というケースが多いよ

うです。中には「パサつく」「髪が細くなってきた」「分け目が目立って地肌が見えてきた」というお悩みで来院される人や、産後や新型コロナウイルスの影響で抜け毛が増えたという人も。

男性の場合は育毛の特効薬（飲み薬）があるのですが、ホルモンの違いから、残念ながら女性には特効薬がありません。女性の髪の悩みの場合、原因は女性ホルモンのバランスの乱れのほか、栄養不足や加齢、遺伝など、さまざまな要因が考えられます。ストレスからくる自律神経の乱れも大きな原因で、副交感神経よりも交感神経が優位になると心身がリラックスできずに体がガチガチになってしまいます。すると頭皮も固まって血流が悪くなり、髪のターンオーバーが乱れてしまったりするわけです。

当院では、薄毛は美容皮膚科の領域で診療を行っています。おすすめは、頭皮の気になる場所に髪の成長を促すペプチドを電動針で注入する**ヘアフィラー**[*19]という施術（2〜3週おき、4回をワンクール）。世界で122の特許を取っ

Dr．CYJヘアフィラー＊19
初回　39,600円
4回セット　154,000円

たペプチドをヒアルロン酸とともに頭皮に注射することで、自らの力で毛髪を再生させる頭皮専用の注入剤です。少し痛みはありますが、麻酔なしでOKなので、当院でも幅広い年代の方が施術しています。

マシンを使う施術以外では、**ハリ・コシを出してくれる医療専売品のサプリメント**[*20]を取り扱っています。当院のスタッフがこのサプリメントをずっと飲んでいるのですが、**50代後半の彼女の髪は今もきれいでツヤツヤ！**　女性の薄毛、ハリ・コシ不足は鉄欠乏症も原因のひとつなので、「亜鉛やビオチン＋鉄分」が含まれたサプリは、発毛環境を整える効果があるのです。亜鉛単体のサプリは、ドラッグストアでも購入可能です。日本人の女性は亜鉛不足の人が多いので、自分の状態を知りたい人は、血液検査から判定することができます。

じつは私も、数年前に抜け毛が増えた時期がありました。産後の抜け毛は戻ったのに、その時はなかなか戻らなかったのです。おそらくストレスが原因ではと思うのですが、シャンプー時の抜け毛の量が増えたため、先述のヘアフィ

ハリ・コシを出してくれる医療専売品のサプリメント＊20
おぐし／Ogshi　￥10,584

ラーを自分で頭皮に注射しました。抜け毛は徐々に気にならなくなっていきましたが、シャンプー後に使う**育毛ローション**[*21]は、今も1日1回続けるようにしています。それは血流を高めて発毛を促進する医療専売品。予防の観点からもおすすめです。

髪の毛のお悩みは、地道にコツコツ、時間をかけて治療する必要がありますが、あきらめず、お気軽に美容皮膚科にご相談くださいね。

育毛ローション*21
ペロバーム ローション／ペロバーム
¥9,900（60ml）

美肌・新常識

30

細胞が自分で再生、活性化していく注目の「肌育」

美容皮膚科界で注目を浴びているワードが「肌育」。別名「コラーゲンブースター」とも呼ばれています。

これまでの美容医療施術では、「効果が切れたらリピート」というタイプのメニューが多かったのですが、「肌育」は注入後、細胞が自分でリモデリングして再生、活性化していきます。リモデリングとは、「再構築する」という意味です。**トラブルやダメージを受けた肌を土台から再構築していくので、人工**

的な製剤を入れ続けることなく、自身の肌の力でより自然な若返りができるという点が魅力です。

なぜ自分で再生する力がつくのか？　具体的な成分はメーカーによりさまざまですが、ヒアルロン酸やアミノ酸、ペプチドなどの配合が細胞にリモデリングのスイッチを入れるように設計されているからです。

当院では次の3種類の肌育施術を取り扱っています。

スネコス*22

「目元のしわが気になる」「ハリツヤが欲しい」「目の下のクマが気になる」「口元のしわが気になる」という人に。浅い小じわの改善に効果のある注入剤。老化等によって減少したコラーゲンやエラスチンを皮膚に注入することで、肌のハリや弾力を促進します。1クール4回（1か月2回×2）を推奨。

スネコス*22
¥44,000（初回）、¥49,500（1回）、¥187,000（4回セット）

ジュベルック[*23]

「ニキビ痕、クレーターが気になる」「小じわが気になる」「毛穴が気になる」「ハリツヤが欲しい」「肌育施術に興味がある」という人に向けた韓国発の肌育注入剤。ポリ乳酸を成分としており、自身の肌の内部でコラーゲンの生成を促します。1クール3回（1か月1回×3）を推奨。

プロファイロ[*24]

「頬がコケて、ボリュームが減ってきた」「しわが刻まれている」「目の下のクマが気になる」「自然な若返り変化が欲しい」という人に。皮膚の土台となる深層部分のコラーゲン・エラスチンの産生を促し、みずからの力で肌組織をリモデリングする次世代型のヒアルロン酸です。

ジュベルック＊23
¥66,000（全顔）

プロファイロ＊24
¥110,000（1回）、¥99,000（2回目）

３種の肌育をすべて試した上で、私がおすすめするのはジュベルックです。ニキビ痕や毛穴、赤みに効果があり、全体的な肌質を改善するので、シンプルにハリツヤを出したい人にもおすすめ。ジュベルックは韓国ではおなじみの注入剤ですが、日本に上陸したのは最近のこと。糸によるリフトアップ手術で使用するポリ乳酸の成分が注入後１〜２年かけてゆっくりと分解されるため、持続性の高さにも定評があります。美肌・新常識23でハイフを色々試して頬がコケたとお伝えしたのですが、その改善に使用したのはプロファイロでした。

施術を受けた患者さん、スタッフの声を紹介すると、スネコスは「クマが改善した」、プロファイロは「肌がふっくらした」など。冬に乾燥が気になる人には３種とも「保湿された」「うるツヤになった」と好評でした。いずれも１回では効果がわかりにくいので、はじめての人は１クールの施術をおすすめしています。１クール後はメンテナンスとして単発でのリピートでもＯＫです。

美肌・新常識

31

手汗・脇汗は皮膚科の治療で治せます

日本人の10人に1人が多汗症だと言われています。中には手汗がひどくて「ノートが汗でしみてしまう」「テスト用紙が湿って、ぐちゃぐちゃになる」というケースもあります。

脇汗についても、「着る洋服が限られる」「汗をかきすぎて臭いが気になる」「重要なプレゼンの時に困る」など、日常生活に支障が出るほど汗が出てしまい、悩んでいる人もいます。

手汗脇汗は治せます！

お悩みの人はぜひ皮膚科を受診してください。最近は保険適用でいい薬が出ています（以前は刺激の強い自費診療の薬のみでした）。**当院に診療に来た患者さんでも8〜9割は改善され、対症療法ではありますが、効果のほどを実感されています**。当院で処方している薬は、次の3つです。

手汗の薬…アポハイドローション

「手のひら多汗症」の治療薬として保険適用できる新薬。手のひらの皮膚から吸収されて、皮膚の下の交感神経から出る発汗を促す物質（アセチルコリン）をブロックすることで過剰な発汗を抑えます。

脇汗の薬…エクロックゲル

保険適用の脇汗の塗り薬（外用薬）。多汗症の原因アセチルコリンの刺激をブロックする働きがあります。

脇汗の薬…ラピフォートワイプ

脇汗用の1回使い切りの拭き取りタイプの外用剤。有効成分であるグリコピロニウムトシル酸塩水和物が、神経からの汗を出す指令をブロックすることで過剰な脇汗を抑えます。

また、**持病や薬の服用、更年期によるホットフラッシュなどの明らかな原因がないまま、6か月以上、局所的に必要な量を超えて汗をかいている場合は、手や脇の多汗症の可能性が高い**ので、受診の際に医師に伝えるようにしましょう。

そして手汗や脇汗に限らず、汗にまつわるお悩みは、皮膚科の受診が近道。顔の汗は美容皮膚科のボトックス注射もあるので、お気軽にご相談してくださいね。

美肌・新常識

32

その「赤ら顔」も皮膚科の治療で改善します

顔の赤み（赤ら顔）でお悩みの人、「肌質だから仕方がない」とあきらめてしまっていませんか？　私のクリニックでも、肌診断をすると赤みが問題点として挙がる方が多くいますが、「ファンデーションやコンシーラーでカバーできるから、そこはいいです」とおっしゃる方もいます。

でもカバー力のあるファンデーションやコンシーラーは油分が多く、そういったアイテムでカバーすることで刺激を受け、余計に赤ら顔が進んでしまうことがあり、メイクで隠せば隠すほど負のループにハマってしまうのです。

そんなお悩みの方に朗報です。赤ら顔（別名「酒《しゅ》さ」）に効く皮膚科の処方薬が最近登場しました（2022年5月に公的医療保険適用）。酒さとは、顔に生じる慢性炎症性疾患で、原因はくわしくはわかっていません。鼻や頬、額などに赤みやニキビのような症状が出る病気ですが、ニキビとは違い、毛穴の角栓や詰まりがありません。ほてりやヒリヒリ感、チクチクムズムズするような自覚症状もみられます。

待望の処方薬は、ロゼックスゲルという塗り薬。「メトロニダゾール」という有効成分が菌の増殖を抑え、酒さの原因のひとつと言われているニキビ菌や表皮ブドウ球菌、毛包虫等を殺菌する働きがあります。当院の患者さんも、1～2か月の使用で徐々に改善されているので、赤みが気になっている人は、皮膚科の受診をおすすめします。ちなみに運動後やお風呂上がりに、顔が赤くなる（かゆみやヒリヒリするなどの違和感は伴わない）のは自然現象ですから、肌の病気ではありません。

酒さを含む赤ら顔の原因には、ニキビやニキビ痕、アトピー性皮膚炎、かぶれ、皮脂の分泌が盛んな場所にできる脂漏性皮膚炎のほか、膠原《こうげん》病や自己免疫疾患などの種類があります。間違ったスキンケアや皮膚の炎症、皮膚の浅いところにある毛細血管の拡張などによって血管が透けて見えるため、顔が赤くなっているのです。いずれにしても、「こすったり触りすぎたり」の肌への摩擦、刺激の強い化粧品を避けて、生活習慣から気をつけることを心がけてください。

また、皮膚科の保険診療による治療だけではなく、「もっと早く赤みを消したい」という人の場合、自費にはなりますが、美容皮膚科にも効果的な施術があります。当院にある、「ポテンツァ（POTENZA）」という機械の赤ら顔改善モードで真皮に高周波（RF）を加える施術で、血管拡張を改善することができます。

そしてシミ治療で有名なIPL光治療も拡張した毛細血管を縮小させること

ができるので、回数を重ねるごとに肌の色調が均一に整ってきます。それらのマシンと併用すると効果が出る内服薬もありますので、相談してみてください。

顔の赤みもさまざまな症状があり、その人の肌質に合った治療法や施術もさまざまです。一人で悩みを抱えず、まずは皮膚科を受診してみてください。

美肌・新常識

33

保湿剤のヒルドイドを化粧品の代用品として使用するのは厳禁

「ヒルドイド」は皮膚科で処方される最も一般的な保湿クリーム剤です。非常に高い保湿効果を持つ「ヘパリン類似物質」を有効成分とした外用薬で、保湿作用のほかにも、抗炎症作用や血行促進作用があります。

当院でも、乾燥する秋冬シーズンのほか、肌トラブルによって「化粧品がしみる」という人に処方しています。しかし、保湿力の高さを気に入って「ずっと使いたいので処方で出してほしい」という人が時々いらっしゃいます。

でも、**ヒルドイドはあくまでも、処方による医薬品。漫然と化粧品代わりに使用するとトラブルにつながることも。**血行促進の強い効果で血管が開き、赤ら顔や酒さがある人が使うと、さらに赤みが増すことがあります。顔以外でも、腕や足など、体に塗り続けていたら、血小板が少ないという人では「紫斑《しはん》」と呼ばれるあざができやすくなります。持病がある人はとくに、血行促進によって肌トラブルにつながるおそれがあるので注意が必要です。

ヒルドイドに限らないことですが、医師としてはすでに症状が改善した人、トラブルがない人に皮膚科の薬を処方することは賛成できません。病院での処方薬はあくまでも、出ている症状を治す期間限定のもの。風邪薬や解熱剤なども「前に出されて残ったものを飲んだ」という人が時々いますが、症状は都度変化します。症状があれば病院を受診して、その時に必要な薬を処方してもらうよう心がけてほしいと思います。

私の場合、「どうしても処方してほしい」という患者さんに対しては、市販で購入できるスキンケア用品や、院内で美容皮膚科の領域で販売している医療専売品のアイテムの効果をご説明し、おすすめするようにしています。

仮に強引に処方してもらったとしても、別のトラブルを引き起こすリスクもある上、トラブルが起きた時は患者さんの自己責任になってしまうことも考えられます（「副作用が起きる可能性があります」ということは必ずお伝えするからです）。

日常のスキンケアにおいて、第1章でご紹介した必要成分、セラミドやヒアルロン酸、VCやVAなどが配合されたアイテムを使い続けることで、乾燥の悩みはかなり改善されていきます。美肌は薬で「きれい」を目指すのではなく、必要成分の精鋭スキンケアで予防&改善を目指しましょう。

あとがき

本書でご紹介してきた33の美肌・新常識は、いかがでしたか？　これまでのみなさんの常識とは大きく違っていたことが多かったのではないでしょうか。

「良かれと思ってやっていた習慣が、かえって肌に良くなかった」

「もっと早く知りたかった」

そう思った方もおられるかもしれません。でも、どうぞ安心して肌の専門医を訪ねてみてください。自分の肌状態を正しく理解し、専門医に肌管理のサポートをしてもらいながらスキンケアを行うこと。それこそが「新常識です」とお伝えするのが、本書の目的です。

「はじめに」でも書いていますが、なかなか治らなかったニキビが皮膚科できれいに治ったことがキッカケとなり、皮膚科医を目指しました。医学部でも皮膚科の成績がいちばん良くて、人の肌にもどんどん興味が湧くようになったのです。

いまでも、患者さんの肌分析をするのが「とにかく好き！」。「この患者さんに合うものはこれだ！」という改善方法を見つけて、その方の肌が徐々に良くなっていく過程を共有できるのは何よりの喜びであり、醍醐味を感じます。誰も気がついていないのですが、じつは当院の受付奥の壁紙も「整った皮膚のキメ」模様にしているほどです（笑）。

本書をつくるにあたり、多大なご尽力をいただいた編集の木村順治様、ライターの井尾淳子様にこの場を借りて心より感謝申し上げます。そして、この本を手に取り最後まで読んでくださったみなさま、本当にありがとうございます。たくさんの方に支えられてでき上がったこの本が、誰もが美しい素肌を手に入れるための近道としてお役に立てれば、これ以上の喜びはありません。

肌の悩みは、一人で抱えないことが大切です。まずは新常識を試すことから始めてみてくださいね。

皮膚科専門医　土屋佳奈

2024年4月

土屋佳奈 つちや・かな

皮膚科専門医。東京都生まれ。東京医科大学医学部卒業。つちやファミリークリニック浅草院院長。年間約3万人の患者の肌の悩みと向き合っている。新しい薬品や施術は、まずは「自ら試す!」がモットー。季節や生理周期に合わせたケアが得意で、肌そのものの力を信じ、トラブル無縁の赤ちゃん肌を目指す親切な診断が好評。肌への摩擦を少しでも軽減する「ミニマムスキンケア」を提唱。本書が初の著作。

つちやファミリークリニック浅草院 HP
tsuchiya-family-asakusa.com
土屋佳奈 Instagram
@dr.kana_tsuchiya

Staff

デザイン　阿部美樹子
写真撮影　五十嵐美弥
ヘアメイク　鈴木翠
企画・構成　井尾淳子
企画協力　株式会社SDM
（横川未来美・村上星奈）
DTP　株式会社昭和ブライト
校正　玄冬書林
編集　木村順治

美容皮膚科医が試してわかった!
美肌・新常識33
2024年4月8日　初版第1刷発行

著者　土屋佳奈
発行者　石川和男
発行所　株式会社小学館
〒101－8001
東京都千代田区一ツ橋2－3－1
電話（編集）03・3230・5651
（販売）03・5281・3555
印刷所　TOPPAN株式会社
製本所　牧製本印刷株式会社

ISBN978-4-09-311561-2